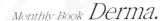

Monthly Book Derma.

編集企画にあたって…

　皮膚疾患の多くは目に見えるため，皮膚科医は目に見えないものを認識することが不得手かもしれない．しかし目に見えないことを見通すことが，近年の医学の進歩を促進したともいえる．難治性疾患の病態が明らかになり，分子標的薬が開発され，悪性腫瘍，炎症性疾患など，皮膚科領域の各分野においてもその恩恵を享受している．

　もう１つの目に見えないものは"こころ"であり，これも皮膚科医にとっては苦手な領域かもしれない．精神医学，心身医学も発展している．皮膚科専門医もその進歩を理解し，診療に取り入れたいものである．本特集では，心の領域を理解し，皮膚科診療の向上につながる今日的な内容の編集企画をさせていただいた．日常診療で理解を深めたい精神科領域，心身相関のみられる代表的な皮膚疾患に対する心身医学的アプローチ，皮膚科診療に取り入れやすい心理療法スキルの三部構成とし，それぞれの専門家，あるいは皮膚科診療で実践しておられる皮膚科専門医に解説をお願いした．

　完成した特集号を読みながら，各章が初学者にも理解しやすく，かつ，深い含蓄を持つことに感銘を受けている．サイコオンコロジーは悪性腫瘍に携わる医師に理解してほしい内容であるし，インフォームドコンセントを超えた shared decision making は，今後すべての医師が知っておきたい意思決定の方法である．強迫症は皮膚科医にとって苦手で理解しにくい領域であったが，近年疾患概念が大きく変化し，治療方法も進歩している．発達障害は日常診療で遭遇することが多く，対応に苦慮することも多い．発達障害を理解し，その支援を考えることは，診療全般においても有意義なスキルであろう．アトピー性皮膚炎，脱毛症，乾癬の代表的な common skin disease に対する心身医学的アプローチの例示から皮膚科診療を成功に導く具体的なプロセスを知ることができる．また，ブリーフサイコセラピー，交流分析，コーチングをそれぞれ実践している皮膚科専門医の解説は，具体的で明日から応用してみたい動機を与えてくれる．

　ご多忙の中，充実した論文をご寄稿いただいた諸先生方にこの場を借りて厚く御礼を申し上げたい．特に精神科関連の領域について，各分野での権威の先生方が，編者の突然の依頼を快く引き受け，皮膚科専門医に役立つ解説をわかりやすく書いてくださったことに深く感謝している．"発達の最大の原動力は成功体験である(3稿広瀬宏之先生より)"．本特集が読者のさらなる発達，ひいては読者が関わる皮膚疾患をもって受診した患者の病状や QOL をよりよいものにすることにつながることを期待している．

2020 年 9 月

片岡葉子

KEY WORDS INDEX

WRITERS FILE
ライターズファイル
（50音順）

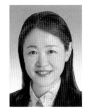

植木　理恵
（うえき　りえ）

1988年	順天堂大学卒業 同大学皮膚科入局
1991～92年	英国ロンドン大学 留学
1996年	越谷市立越谷市民病院 皮膚科，医長
2002年	順天堂大学医学部皮膚 科，講師
2004年	同大学順天堂東京江東 高齢者医療センター， 助教授
2007年	同，先任准教授
2018年	同，教授

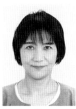

片岡　葉子
（かたおか　ようこ）

1983年	広島大学卒業 同大学医学部付属病院 皮膚科，研修医
1985年	大阪船員保険病院皮膚 科，医員
1996年	大阪府立羽曳野病院皮 膚科，医長
1999年	同，皮膚科部長
2006年	同，皮膚科主任部長
2011年	同，アトピー・アレル ギーセンター長（兼任）
2017年	同病院改称，大阪はび きの医療センター
2019年	同，診療局長（兼任）

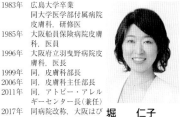

堀　仁子
（ほり　まさこ）

1996年	旭川医科大学卒業 同大学皮膚科入局
1998年	旭川厚生病院皮膚科
1999年	市立稚内病院皮膚科
2001年	遠軽厚生病院皮膚科，医長
2002年	旭川医科大学皮膚科
2007年	二輪草センター（復職・子 育て・介護支援センター）， 特任助教（皮膚科兼任）
2009年	東京女子医科大学附属女性 生涯健康センター皮膚科
2011年	旭川医科大学皮膚科
2012年	同大学皮膚科，助教
2015年	同，講師
2020年	市立旭川病院皮膚科，診療 部長

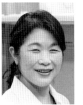

大久保ゆかり
（おおくぼ　ゆかり）

1984年	東京医科大学卒業 同大学皮膚科入局
1987年	同，助手
1988～90年	東京都立大塚病院皮膚 科，医員
1991年	東京医科大学皮膚科，助手
1998年	同，講師
2001～03年	米国スタンフォード大 学留学
2004年	東京医科大学皮膚科，講師
2010年	同大学医師・医学生支援セ ンター，センター長 同大学皮膚科，准教授
2012年	同，教授

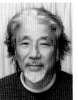

清水　良輔
（しみず　りょうすけ）

1978年	帝京大学卒業 神戸大学医学部付属病 院麻酔科（研修）
1979年	同大学医学部付属病院 皮膚科入局
1983年	同大学皮膚科学講座， 助手，医局員
1990年	同，非常勤講師 神戸労災病院皮膚科， 副部長
1994年	同，部長
2001年	神戸大学医学部，臨床 助教授（兼任）
2002年	皮ふ科しみずクリニッ ク開業（神戸市）

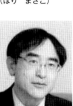

松永　寿人
（まつなが　ひさと）

1988年	大阪市立大学卒業 同大学神経精神医学教 室入局
1991年	同，助手
1997年	Pittsburgh大学精神科 （1年）
1999年	大阪市立大学神経精神 医学教室，講師
2010年	兵庫医科大学精神科神 経科学講座，主任教授

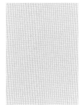

岡村　優子
（おかむら　まさこ）

1997年	札幌医科大学卒業
2005年	広島大学大学院医学系 研究科内系専攻修了 広島大学附属病院精神 神経科
職歴	国立呉病院精神科 国立がんセンター東病 院 国立がんセンター中央 病院 癌研究会有明病院腫瘍 精神科 たわらクリニック
2018年	国立がん研究センター 社会と健康研究セン ター

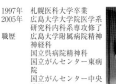

広瀬　宏之
（ひろせ　ひろゆき）

1995年	東京大学卒業 同大学小児科入局
1996年	千葉徳洲会病院小児科
1999年	東京大学大学院医学系 研究科
2003年	国立成育医療センター こころの診療部発達心 理科
2006～07年	フィラデルフィア 小児病院児童精神科
2008年	横須賀市療育相談セン ター，所長
2015年	放送大学，客員准教授 （兼務）

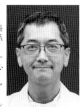

三原　祥嗣
（みはら　しょうじ）

1992年	広島大学卒業 同大学皮膚科入局
1996年	聖マリアンナ医科大学免疫 学病害動物学教室，研究員
1998年	広島大学病院皮膚科，医員
1999年	同，助手
2002年	英国ロンドン大学生理学教 室留学
2003年	広島大学自然科学研究支援 開発センター，助手
2004年	同大学病院皮膚科，診療講 師
2007年	同大学皮膚科学教室，医局 長（2012年まで）
2010年	同大学大学院皮膚科学，准 教授
2013年	三原皮ふ科アレルギー科， 院長

山北　高志
（やまきた　たかし）

2001年	藤田保健衛生大学卒業
2007年	同大学大学院医学研究 科修了 同大学皮膚科学，助教
2009年	同，講師
2016年	公立西知多総合病院皮 膚科，部長
2019年	刈谷豊田総合病院皮膚 科，部長

INDEX

Monthly Book *Derma.* No. 301／2020.10 ◆目次

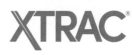
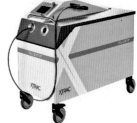

こころと皮膚

◆編集企画／大阪はびきの医療センターアトピー・アレルギーセンター長　片岡　葉子　◆編集主幹／照井　正　大山　学

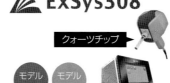
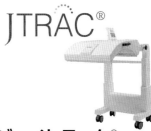

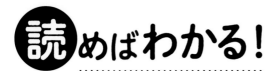
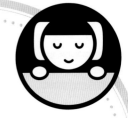

読めばわかる！

臨床不眠治療

―睡眠専門医が伝授する不眠の知識―

著 **中山明峰** 名古屋市立大学睡眠医療センター長

2019年6月発行　B5判　96頁　　定価（本体価格 3,000円＋税）

睡眠専門医の中山明峰先生による、不眠治療のノウハウがこの1冊に！

2018年度診療報酬改定に伴って、睡眠薬処方に大きな変化が生まれた今、
知っておくべき不眠治療の知識が凝縮されています。
不眠治療に関わるすべての医師に必要な不眠の知識を、中山信一氏のイラスト
とともにわかりやすく解説！

好評

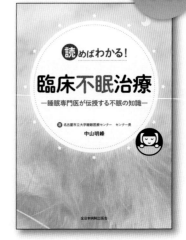

CONTENTS

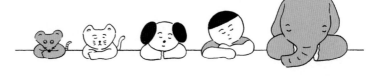

全日本病院出版会　〒113-0033 東京都文京区本郷 3-16-4　Tel：03-5689-5989
www.zenniti.com　　　　　　　　　　　　　　　　　　　Fax：03-5689-8030

MB Derma, 301：1-8, 2020.

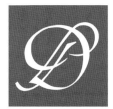

◆特集／こころと皮膚
皮膚科専門医に役立つサイコオンコロジー

岡村優子*　　内富庸介**

Key words：サイコオンコロジー(psychooncology)，気持ちのつらさ(distress)，心のケア(psychological care)，コミュニケーション・スキル(communication skills)，協働的意思決定(shared decision making)

Abstract　がんに関する悪い知らせを伝えられても，過半数の患者は数週間で気持ちのつらい状況から抜け出し回復できる．しかし一方で，20〜40%の患者は悪い知らせに続いて遷延した抑うつを経験することが明らかになっている．進行性悪性黒色腫の患者の16〜58%に不安，抑うつなどの気持ちのつらさがみられ，進行期の患者では，気持ちのつらさはより増加し，支持的ケアのニーズが高いことも指摘されている．患者の気持ちのつらさに関して，医療者はまず患者のニーズを評価，認識することが必要である．
　がんの診断や再発，積極的抗がん治療の中止といった悪い知らせは患者にとって大きなストレスとなるライフイベントであるが，その際に医師が共感を示すなど効果的なコミュニケーション行動をとると，患者のストレス反応や不安を低減させ，信頼関係を促進することが示唆されている．患者-医師間で良好なコミュニケーションを持つことは，心のケアの観点からも重要である．

サイコオンコロジー(精神腫瘍学)について

　欧米では，がんの診断など真実を伝える医療の是非に関する議論に決着がついた1970年代後半に，がん専門病院にサイコオンコロジー部門が誕生した．サイコオンコロジーは精神医学，心理学，腫瘍学，免疫学，内分泌学，社会学，倫理学など多くの学問領域から成り立っている．

1．がん患者の気持ちのつらさ

　これまでの研究成果によると，がんに関する悪い知らせを伝えられても，過半数の患者は数週間で気持ちのつらい状況から抜け出し回復できる．しかし一方で，20〜40%の患者は悪い知らせに続いて遷延した抑うつを経験することが明らかになっている．抑うつを抱えることは，患者のみならず家族の生活の質を低下させ，さらには治療に関する意思決定や服薬コンプライアンス，入院日数の長期化，自殺を含め，様々な面に甚大なる影響をもたらす．現在サイコオンコロジーは，がんの予防に始まり，検査，治療，再発，積極的抗がん治療の中止，緩和ケアへの移行を含めすべてのがんの臨床経過において患者の抑うつを早期に発見し治療を行う体制を整え，本来の患者の意向を踏まえたがん治療の提供体制を支えるべく展開しているが，医療資源の不足から十分とはいえない状況である[1]．

2．皮膚悪性腫瘍患者の気持ちのつらさ

　進行性悪性黒色腫の患者の気持ちのつらさについての系統的レビューによると，16〜58%の患者に不安，抑うつなどの気持ちのつらさがみられていた[2]．また，局所性の患者に比し進行期の患者のほうが感情機能・社会機能ともより低下し，気

＊ Masako OKAMURA, 〒104-0045 東京都中央区築地5-1-1 国立研究開発法人国立がん研究センター社会と健康研究センター行動科学研究部，特任研究員
＊＊ Yosuke UCHITOMI, 同センター中央病院支持療法開発センター，センター長

持ちのつらさはより増加していた．進行期の患者では，支持的ケアのニーズが高く，特に診断治療に関する情報，医師とのコミュニケーション，医師からの情緒的サポートのニーズが高いことも指摘されている．悪性黒色腫特有の懸念として，容姿の変貌，肌がみえる服を着ることの不快感，否定的なボディイメージが挙げられており，これらは悪性黒色腫に限らず皮膚の悪性腫瘍全般に当てはまることではないかと考えられる．

がん患者の心理的軌跡（cancer trajectory）

インフォームドコンセントを前提としたがん医療の経過に沿ってみられる通常の心理反応について述べる[3]．

1．がんの症状自覚

まず，がんを疑う症状を自覚したときから患者の心理反応は始まる．最初にがんの疑いを誰もが否認するが，不安がもともと強い人や，がんは治らないという考えや自分の健康に対して強い信念を持っている人などは，医療機関への受診が遅くなる．受診遅延を減らすためには，がんに対する恐怖に満ちた先入観を減らし，繰り返し正しい知識を提供することが重要である．

2．がんの精査

検査中，患者は大丈夫だという思いと最悪の場合を恐れる気持ちとの間を揺れ動く．見慣れぬ機械に囲まれて検査を受ける患者にとって，医師や技師の一挙手一投足が大きなストレスとなりうるため，心理的配慮は非常に重要である．

3．がんの診断

危機的状況に際してがん患者は衝撃を受ける．後から患者はこの衝撃のことを「頭が真っ白になった」と表現することもある．がんという生命の危機といった受け入れがたい状況に際して，無意識的に不安を軽減しようとする心の機能としての防衛機制は否認（信じないこと）である．否認は，こうして心理的に距離を置いて，危機から自分を守ろうとする合目的的な防衛機制である．そのほか，絶望感，怒りといった防衛機制を状況に応じて使って心のバランスを保ち，一貫して希望を持ち続ける．

この最初の2～3日間続く衝撃の時期の患者は，医師の説明が理解されないこともあるので，治療計画などを伝えるには，沈黙を十分にとりながら動揺した気持ちへの対応が必要である．混乱・不安・恐怖・悲哀・無力感・絶望感などとともに，不眠・食欲不振などの身体症状や集中力の低下が感じられるようになり，一時的に日常生活に支障をきたす場合もある．

1週間～10日でこの状態から回復し，新たな状況への適応の努力が始まる．このような動揺は患者の多くが経験することであると伝えることが，患者には大きな保証となる．「自分ひとりが弱いのではないか」と感じることがむしろ一般的である．

適応が始まると，患者は情報を整理し，現実の問題に直面することができるようになり，楽観的な見方もできるようになる．たとえ進行がんであっても全身状態が悪くなければ，自分のがんに限っては良くなるかもしれないと希望が持てるようになるのが一般的である．患者の心理状態は，病期などの医学的事実よりも，痛みや身体の自立度など実感を伴うものに左右されることが多い．

年齢によってそれぞれ人生のうえでの役割や課題があり，がんに罹患することでそれらが大きな危機に曝される．特に未成年の子どもを抱えた患者は，現実的な職業・経済上・家庭内での問題を多く抱えており，それらが何かを理解したうえで援助することが重要である．

一般的には，がんという大きな課題に対し有効とされている対処法は，楽観的な見方を持ち続け，建設的・能動的にがん治療に取り組み，他人からの援助を積極的に受け入れていく姿勢である．しかしながら現在までのところ，多くの研究において検討されているにもかかわらず，生存期間と有意に関連する特別な性格や対処法は見いだされていない．そのため，例えば神経質な方に明るく外交的に振る舞うように指導するようなこと

は避けたい.

4．初期治療

患者の次の局面は初期治療である. いくつかの選択肢の中から治療法を選ばなければならない場合, 患者は治療のネガティブな側面は特に記憶に残りにくいため, 情報の伝え方やその後の理解の仕方の確認は重要である. また, がんの治療はつらい, 生命を縮めかねない危険なものというイメージも強く, 治療を待つ間の不安は非常に強い. 具体的には治療の手順, 予期される副作用やその対策を伝えることが不安を軽減させる.

手術は治癒が期待できる反面, 機能障害や外見上の変化をもたらし, その程度は適応を大きく左右する. 全身麻酔に対し強い恐怖感を抱く患者もいる. 化学療法には種々の副作用があるが, なかでも悪心・嘔吐は行動学的に条件付けされやすく, 化学療法を連想させる病院や医療スタッフに接しただけで悪心・嘔吐を示す患者もいる(予期的嘔吐). 制吐剤を適切に使用することや, 治療前からリラクゼーションの練習を行い, ある程度自分で症状をコントロールする試みも, 予期的嘔吐に対し効果的である. また, 脱毛・肥満など外見を変化させる副作用は, 患者の自尊心を低下させ, 社会活動を減少させるために対策が必要である.

5．再　発

がん患者の約60％は, がんの再発, 進行, 死の転帰を辿る. 再発を告げられた患者の心理過程は, がん診断時のそれとほぼ同様である. しかし, がんの知識が豊富に集積されている分, 事態は極めて深刻で, 現実を否認しきれず破局的な心理的打撃を受ける. 最もつらい時期であったと述懐する患者は多い. この再発の時期は, 将来にわたる重要な決定が待ち受けている時期なので, 安易なコミュニケーションでやり過ごしてすぐに治療を決めるのではなく, 十分に時間をかける必要がある.

6．進行期

病状が次第に進行してくると, 種々の身体症状

のために日常生活が制限される. 患者の精神状態はその日その日の体調により大きく左右され動揺するため, 症状緩和は極めて重要である. また, 自立できないことが増えるにしたがい, 他者への依存に伴う自律性の喪失が心理的に負担となる.

一方で, より近づいてきた死に対する防衛機制として, 否認がしばしば用いられ, がんがまるで念頭にないかのような言動がみられることや, 時計が早回りしているかのように精力的になったり, 無謀な活動を始めたりすることがある. 患者のこのような態度と, 時間が残り少ないことに焦る家族やスタッフとの間にギャップが生じるが, ある程度は患者が安定を保つためにやむを得ず行っている反応として受け入れる必要がある.

7．終末期

終末期は一般的に治癒の可能性がなくなり, 予後がおおむね6か月の時期と定義される. しかし, 目標が治癒から延命に変わったと医師が判断した時点から, 終末期への準備を始めてもよいだろう. 積極的抗がん治療の中止からの移行を患者に伝えることは, 非常に難しいコミュニケーションの1つである.

終末期には, 単に支持的に関わり傾聴するだけでは有効ではない場合がある. そこで, 積極的に個別性を尊重することが重要となってくる. 死にゆく社会的・実存的存在として扱われないための, 個別の配慮が必要である.

個人の過去・現在を共有することで, 「終末期・がん・患者」としての関係を超えて接することができ, 例えほんのわずかな予後, 1か月であっても未来への希望について話し合えるようになる. 医療チームは患者に対し, 症状緩和においてすることが少なくなるにつれて, 罪悪感や無力感を持つこともあるが, 死にゆく「人」の元を訪れ続け, 人と繋がっている感覚を維持することが重要である. 緩和ケアの技術が進歩しつつある現在においても, 患者の苦痛のすべてが取り除けるわけではないが, 十分な症状の緩和が達成できていない場合においても, 患者と接することを躊躇してはい

表 1. 心のケアの基本

1．患者に会う前の準備
●静かで快適な部屋を設定する．座る位置に配慮する．
●身だしなみを整える．挨拶をする．名前を確認する．礼儀正しく接する．
2．話を聞くスキル
●目や顔を見る．目線は同じ高さに保つ．患者に話すよう促す．
●相槌を打つ．患者の言葉を自分の言葉で反復する．
3．質問するスキル
●オープン・クエスチョンを用いる．
●病気だけではなく患者自身への関心を示す．わかりやすい言葉を使う．
4．共感するスキル
●患者の気持ちを繰り返す．
：「『死にたいくらいつらい』のですね……」（共感）
：「誰もがそうお感じになります」（保証）
●沈黙を積極的に使う．
：患者の言動を積極的に待つ（共感）
●患者の気持ちを探索し理解する．
：「どのようにお感じになっているか教えていただけますか？」（探索）
5．応答するスキル
●患者が言いたいことを探索し理解する．説明を交えて応答する．患者の言葉を言い換えて理解したことを伝える．

けない．病院の中での立場の違いはあるが，その違いに最大限配慮したうえで，患者と家族のケアに医療者としてあたっているという自覚が重要である．

がん医療における心理社会的介入

がん患者の心の評価と支援体制の構築について考える際，英国 NHS-NICE（National Health Services-National Institute for Clinical Excellence，国民保健サービス-国立医療技術評価機構）で作成されたがん患者の支持・緩和ケアマニュアルは参考になるので，それを参照しながら概説する[4]．このマニュアルでは，心の負担を通常レベルから重度の精神疾患まで大まかに4つの段階に分類し，がん患者をプライマリーの医師・看護師などが直接担当する第一・第二段階と，心の専門家が担当する第三・第四段階に大別されている．

第一段階は，がん医療に携わるすべての医療者を対象に目標を立てている．まず，患者の心理的ニーズを認識することである．たった今聞いた悪い知らせを前に，心配や不安をただ誰かに話をし，整理を自らつけていく患者も多い．心配，気がかり，いらだち，不安，落ち込み，抑うつ，怒り，悲しみ，疎外感，不確実感，絶望感，無力感，

意味や自律性の喪失，ときに喜びなどの評価である．院内に心の専門家が十分に配置されていないからといって，心理的ニード評価が控えられるようなことがあってはならない．また，疑わしいと思ったとしても精神保健の専門家へどう相談してよいのかと逡巡して，タイミングを逸して抱えこんでしまうことも望ましくない．

介入は表1に示したような心のケアの基本を用いて，適切な情報提供，理解の確認，共感，敬意を目指す．目標は適切な情報提供および理解の確認により，不確実な知識や知識の欠如に起因して生じている不安感や絶望感を改善することにある．患者の誤解であることがわかっても即座に指摘するのではなく，まず，これまで医療者スタッフから患者にどのような説明が行われてきたのか，患者はそれらをなぜそのように理解し受け止めたのかを理解する必要がある．情報を整理し誤解を明確にしながら，患者の誤った思い込みを訂正し，患者の置かれている状況について保証を与えることは，無用な心配や不安を軽減する．これらは第一段階に位置付けられているが，共感を含む基本のコミュニケーションは医療者にとって必須であるにもかかわらず難しい技術である．

第二段階は，心理的知識を有するレベルとあ

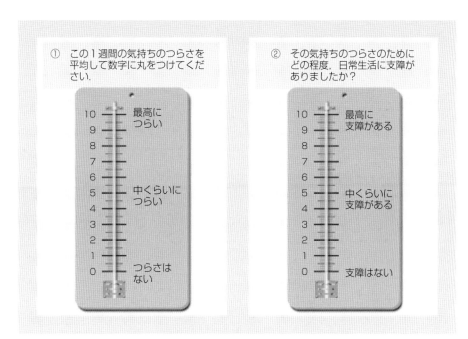

図 1. つらさと支障の寒暖計
（国立がん研究センター精神腫瘍学グループ「つらさと支障の寒暖計」より）

表 2. PHQ-9 日本語版

この 2 週間，次のような問題にどのくらい頻繁（ひんぱん）に悩まされていますか？
☑を入れてください．

	全くない	数日	半分以上	ほとんど毎日
1．物事に対してほとんど興味がない，または楽しめない				
2．気分が落ち込む，憂うつになる，または絶望的な気持ちになる				
3．寝付きが悪い，途中で目がさめる，または逆に眠り過ぎる				
4．疲れた感じがする，または気力がない				
5．あまり食欲がない，または食べ過ぎ				
6．自分はダメな人間だ，人生の敗北者だと気に病む，または自分自身あるいは家族に申し訳がないと感じる				
7．新聞を読む，またはテレビを見ることなどに集中することが難しい				
8．他人が気づくぐらいに動きや話し方が遅くなる，あるいはこれと反対に，そわそわしたり，落ちつかず，ふだんよりも動き回ることがある				
9．死んだ方がましだ，あるいは自分を何らかの方法で傷つけようと思ったことがある				

る．我が国では認定・専門看護師の一部，ソーシャルワーカー，家庭医となるだろうか．がんの診断時，治療時，再発時，抗がん治療終了時などストレスが高まる心の軌跡を頭に入れ，その際に気持ちのつらさのスクリーニングを行う．気持ち

のつらさのスクリーニングツールは様々なものがあるが，比較的簡便に行える「つらさと支障の寒暖計」（図1）と Patient Health Questionnaire (PHQ)-9（表2）を紹介する．「つらさと支障の寒暖計」は，がん患者の適応障害，うつ病のスクリー

ニングツールであり，1週間以内の気持ちのつらさの程度(0～10点)と気持ちのつらさによる生活の支障度(0～10点)の2問から構成されている．左側の「つらさ」の寒暖計が4点以上，かつ右側の「支障」の寒暖計が3点以上の場合，適応障害やうつ病に相当するような中程度以上のストレスを抱えた状態だと考えられる[5]．PHQ-9は米国で開発されたプライマリ・ケア医のための精神疾患の診断・評価システムであるPRIME-MDから，うつ病性障害だけをスクリーニング評価する目的で作成された9項目からなる自己記入式質問票である[6]．各項目の回答は「全くない」を0点，「数日」を1点，「半分以上」を2点，「ほとんど毎日」を3点として，総スコアを算出可能である(27点満点)．抑うつの症状レベルは総スコアで評価が可能であり，0～4点で「症状なし」，5～9点で「軽微～軽度」，10～14点は「中等度」，15～19点は「中等度～重度」，20～27点は「重度」と評価する．10点をカットオフ値として，10点以上でうつ病が存在する可能性がある．

ケアとしては，心配や気持ちを聞きながら信頼関係を構築し，非審判的に傾聴し支持的に接する．コミュニケーション技術訓練を修了した医師もここに相当するであろう．また，危機介入，問題解決技法も提供する．これにはある程度の研修が必須である．そして，生活に支障をきたす程度の心の負担(適応障害)やうつ病，不安障害，せん妄などを専門家に依頼する[7]．

第三段階，第四段階は精神保健の専門家レベルとなるため，詳細は割愛する．

「心のケアの基本」について概説したが，患者・家族と医療者とのコミュニケーションが，心のケアの重要な役割を果たしている．次に，ケアのキーとなる患者-医師間のコミュニケーションについて述べる．

患者-医師間に望まれるコミュニケーション

がんの診断や再発，積極的抗がん治療の中止といった悪い知らせは患者にとって大きなストレスとなるライフイベントであるが，その際に医師が共感を示すなど効果的なコミュニケーション行動をとると，患者のストレス反応や不安を低減させ，信頼関係を促進することが示唆されている．

そこで，我が国のがん患者が悪い知らせを伝えられる際に医師に対して望むコミュニケーションを調査した．その結果が「Supportive environment(支持的な環境)」，「How to deliver the bad news(悪い知らせの伝え方)」，「Additional information(付加的な情報)」，「Reassurance and Emotional support(安心感と情緒的サポート)」の4要素にまとめられている(表3)[8]．SHAREは，がん医療において，医師が患者に悪い知らせを伝える際の効果的なコミュニケーションを実践するための態度や行動を示している．すべての患者が望むコミュニケーションが存在する一方で，患者ごとに意向が異なるコミュニケーションが存在する．また，面談ごとに強調されるコミュニケーション・スキルも異なる．そのため，個々の患者の意向を把握し，意向に沿ったコミュニケーションを実践することを常に心がけることが大切である．

Informed consent(IC)と shared decision making(SDM)

ICは，医師が患者に対して診療，検査，治療の目的や内容を十分説明し，患者の同意を得たうえで医療行為に当たることを指す．

一方SDMは，治療・ケアの意思決定の際に医療者と患者が共同で行うプロセスであり，「協働的意思決定」，「共有意思決定」と呼ばれる．行動・意思決定の要因の3要素として，① evidence(エビデンス)，② values(価値観)，③ resources(資源：人・物・金・時間)が挙げられており(図2)[9]，これらを患者・家族と医療者が共有し方針を決定していく．他の選択肢に比べてエビデンスが十分ある確実性の高い治療があれば，その治療法が選択されるため，多くの場合ICが行われる．しかし，不確実性が高く治療の選択肢が多くなる場合，どの治療法がよいのかはっきり分からない場

表 3. 患者が望むコミュニケーションの 4 要素：SHARE

Supportive environment（支持的な環境）
・十分な時間を設定する
・プライバシーが保たれた，落ち着いた環境を設定する
・面談が中断しないように配慮する
・家族の同席を勧める

How to deliver the bad news（悪い知らせの伝え方）
・正直に，わかりやすく，丁寧に伝える
・患者の納得が得られるように説明する
・はっきりと伝えるが「がん」という言葉を何度も繰り返さない
・言葉を注意深く選択し，適切に婉曲的な表現を用いる
・質問を促し，その質問に答える

Additional information（付加的な情報）
・今後の治療方針を話し合う
・患者個人の日常生活への病気の影響について話し合う
・患者が相談や気がかりを話すよう促す
・患者の希望があれば，代替療法やセカンド・オピニオン，余命などの話題を取り上げる

Reassurance and Emotional support（安心感と情緒的なサポート）
・優しさと思いやりを示す
・患者に感情表出を促し，患者が感情を表出したら受け止める（例：沈黙，「どんなお気持ちですか？」と言葉をかける，うなずく）
・家族に対しても患者と同様に配慮する
・患者の希望を維持する
・「一緒に取り組みましょうね」と言葉をかける

合には SDM が必要になり，そのプロセスがより重要となる．例えエビデンスが十分ある場合でも，治療の副作用・費用・生活の質・患者の価値観などについて考慮が必要な場合には SDM が必要となってくる．多くの患者は SDM における役割を担いたいと感じており，また，SDM を促進することで患者の感情状態の改善や決断への満足感，終末期における過剰な積極的抗がん治療の減少などがみられている[10)11)]．

最善の医療を実現するためには，根拠に基づく医療（evidence-based medicine）と患者の意向に基づく医療（preference-based medicine）とのバランスが重要と考えられるが[12)]，このバランスをとりながら方針を決定していくためにも，SDM は必要なプロセスといえる．

ここでも重要なことは，患者・家族とのコミュニケーションである．患者・家族の意向を把握したうえで，治療や今後の過ごし方などについて話し合い決定していく過程においても，先に述べたコミュニケーション・スキルを念頭に置いて準備をし，実践することが望まれる．

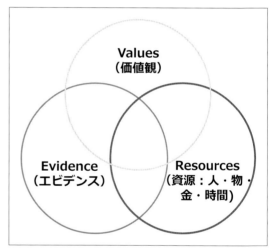

図 2. 行動・意思決定の要因の 3 要素
（Muir G：Evidence-Based Healthcare, 2nd ed,
Churchill Livingstone, 2001. より）

文 献

1) 内富庸介：第 I 章総論 がん医療における心のケアとコミュニケーション．続・がん医療におけるコミュニケーション・スキル（藤森麻衣子，内富庸介編），医学書院，pp. 2-9, 2009.
2) Dunn J, Watson M, Aitken JF, et al：Systematic review of psychosocial outcomes for patients with advanced melanoma. *Psychooncology*, **26**：

1722-1731, 2017.

3) 内富庸介：Ⅱ．心のケアの基本 1．通常反応・危機介入．緩和ケアチームのための精神腫瘍学入門（小川朝生，内富庸介編），医薬ジャーナル社，pp. 30-43，2009.

4) Guidance on Cancer Service：Improving Supportive and Palliative Care for Adults with Cancer. National Health Services（NHS）-National Institute for Clinical Excellence（NICE），2004.

5) Akizuki N, Yamawaki S, Akechi T, et al：Development of an impact thermometer for use in combination with the distress thermometer as a brief screening tool for adjustment disorders and/or major depression in cancer patients. *J Pain Symptom Manage*, **29**：91-99, 2005.

6) Muramatsu K, Miyaoka H, Kamijima K, et al：The patient health questionnaire, Japanese version：validity according to the mini-international neuropsychiatric interview-plus. *Psychol Rep*, **101**：952-960, 2007.

7) 内富庸介：Ⅰ．総論 心のケアとは．緩和ケアチームのための精神腫瘍学入門（小川朝生，内富庸介編），医薬ジャーナル社，pp. 16-27，2009.

8) 藤森麻衣子，内富庸介：第Ⅰ章総論 がん医療におけるコミュニケーション・スキル：SHARE とは．続・がん医療におけるコミュニケーション・スキル（藤森麻衣子，内富庸介編），医学書院，pp. 10-19，2009.

9) 中山健夫：社会と健康を科学するパブリックヘルス（9）「健康情報学の展開」．日本公衛誌，**58**（8）：640-645，2011.

10) Geerse OP, Stegmann ME, Kerstjens HAM, et al：Effects of shared decision making on distress and health care utilization among patients with lung cancer：a systematic review. *J Pain Symptom Manage*, **56**（6）：975-987, 2018.

11) Temel JS, Greer JA, Muzikansky A, et al：Early palliative care for patients with metastatic non-small-cell lung cancer. *N Engl J Med*, **363**：733-742, 2010.

12) Quill TE, Holloway RG：Evidence, preferences, recommendations-Finding the right balance in patient care. *N Engl J Med*, **366**：1653-1655, 2012.

MB Derma, 301：9-16, 2020.

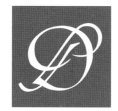

◆特集／こころと皮膚

皮膚科専門医が知っておきたい強迫症および関連症

松永寿人[*1]　吉村知穂[*2]　林田和久[*3]

Key words：強迫症(obsessive-compulsive disorder)，強迫スペクトラム障害(obsessive-compulsive spectrum disorder)，強迫症および関連症(obsessive-compulsive and related disorder)，選択的セロトニン再取り込み阻害薬(selective serotonin reuptake inhibitor：SSRI)，認知行動療法(cognitive behavioral therapy：CBT)

Abstract　DSM-5 や ICD-11 に導入された「強迫症(OCD)および関連症」群は，抜毛症(TTM)や皮膚むしり症(ED)など，皮膚科との関連が密接な精神疾患を含むものである．これらは「とらわれ」や「繰り返し行為」を共通の特徴とし，OCD や TTM，ED に加え，身体醜形障害や心気症，嗅覚関連づけ障害などが属している．

　また精神疾患としての病識，あるいは症状の不合理性や過剰性の認識がおおむね乏しく，OCD を除けば当初は精神科以外の科，特に皮膚科や歯科，内科などを受診する割合が高いのも特徴的である．しかし，患者がこだわる身体的問題への対症療法や精査によって，安心させ納得させ得ることは通常困難で限界がある．一方いかなる愁訴であっても，皮膚科など医療機関を受診するという機会は，今後の適切な医療に繋げ，自殺や引きこもりなど重症化を防ぐ重要な転機となり得るもので，皮膚科と精神科の双方が，臨床像や対応，治療ストラテジーを共有しつつ協働していくことが必要と考える．

はじめに

　強迫症(obsessive-compulsive disorder；OCD)は，この三十年あまりの間に，大きく疾患概念，診断的位置づけが変遷した精神疾患の１つである[1]．1994 年の DSM-Ⅳまでは，不安を中核的病理とする強迫神経症，あるいは不安障害の一型とされていた．しかし次第に，強迫症状の出現に必ずしも不安が介在しない点や，パニック症など他の不安症との相違点が多角的に明確化され，OCD を不安障害としてとらえることの矛盾や限界が指摘されるようになった．そして大脳基底核，特に線条体におけるセロトニン系，ドーパミン系機能異常を想定し，それに関連した認知的，行動的抑制障害としての「とらわれ」ないし「繰り返し行為」を中核とした，より包括的で生物学的な見解に転換していった．このなかで，これらの症状を共有する障害群，すなわち強迫スペクトラム障害が注目され，独立した診断カテゴリーとしての妥当性検証が進められた．その結果，2013 年に改訂された DSM-5[2]では，OCD はパニック症や社交不安症などを含む不安症群から分離され，強迫スペクトラム障害を基盤とし，「とらわれ」や「繰り返し行為」を共通の特徴とする強迫症および関連症(obsessive-compulsive and related disorders；OCRD)カテゴリーの中核に位置づけられた．

　DSM-5 の OCRD には，OCD に加え，身体醜形障害(醜形恐怖症：body dysmorphic disorder；BDD)やためこみ症，さらに抜毛症(trichotillomania；TTM)や皮膚むしり症(excoriation disorder；ED)といった身体集中反復行動症(body-

*1 Hisato MATSUNAGA，〒663-8501 西宮市武庫川町 1-1　兵庫医科大学精神科神経科学講座，主任教授
*2 Chiho YOSHIMURA，同，助教
*3 Kazuhisa HAYASHIDA，同，講師

表 1. DSM-5 と ICD-11 における強迫症および関連症群の
主要な疾患構成

DSM-5	ICD-11
強迫症（OCD）	強迫症（OCD）
身体醜形障害（BDD）	身体醜形障害（BDD）
	嗅覚関連づけ障害（ORD）
	心気症（HY）
ためこみ症	ためこみ症
抜毛症（TTM）	身体集中反復行動症（BFRBD）のなかの抜毛症（TTM）
皮膚むしり症（ED）	BFRBD のなかの皮膚むしり症（ED）

太字は ICD-11 において，新たに加えられたもの

focused repetitive behavioral disorder；BFRBD)
などが含まれ，さらに最近改訂された ICD-11 で
は，心気症（hypochondriasis；HY）や嗅覚関連づ
け障害（olfactory reference disorder；ORD）が新
たに加えられた[3][4]（表 1）.

　これらの多くが示す特徴として，当初精神科よ
りも，他科など別の医療機関を受診ないし相談す
るケースが多く，特に皮膚科を受診する場合が少
なくないことが挙げられる[2]〜[4].　すなわち，これ
らの患者に適切な医療を行ううえで，各々の臨床
的特徴や治療ストラテジーを共有するなど，皮膚
科と精神科との連携が重要になるものと思われる.

　本稿では，OCRD に分類される精神疾患のなか
で，特に皮膚科とのかかわりが密接なものを紹介
し，その対応などについて紹介したい.

強迫症

(obsessive-compulsive disorder；OCD)

　OCD は一般人口中の生涯有病率が 1〜2% とさ
れる精神疾患である.　この中核をなす強迫症状
は，反復的・持続的な思考や衝動，イメージにと
らわれる「強迫観念」と，手洗い，確認などの繰り
返しや儀式行為，呪文を唱える，数を数えるなど
心の中の行為を含む「強迫行為」からなり，両者は
併存することが多い[1]〜[4].　すなわち強迫行為の多
くは，観念やそれに伴う認知的プロセスにより増
大した不安の緩和あるいは中和化，苦痛の予防な
どを目的とした目的志向性行動であり，不安増強
とともに，次第にそれに要する時間や回数を増し
つつ，また嫌悪や恐怖する対象，状況を避けると
いう回避行動を拡大しつつ重症化し，多くは慢性

化してしまう[1].　一般的に OCD 患者は，このよう
な観念・行為の無意味さや不合理性，過剰性を十
分に認識し，何とか制御しようと抵抗を試みてい
るものの，不安や苦痛に圧倒され思うようになら
ず，この点からも大きな葛藤やストレスが生じて
いる[1].　さらに，安全と考える空間や手順に固執
し，これを次第に狭め厳密にして安心感を得よう
としたり，自らのルールに頑なにこだわり，行為
の強要や「大丈夫か」という保証の要求などに家族
を巻き込んだりしながら，支障が生活空間全体に
拡大する[1].

　一方，強迫行為の出現は，観念や不安への反応
としての典型的パターン以外にも，「厳密に適用
しなければならないルールに従って，駆り立てら
れるように行われる」場合がある[1][2].　これは極め
て頑なで常同的なもので，通常このような繰り返
し行為には，観念，あるいは認知的不安増強プロ
セスの先行を認めない，あるいは不明瞭である.
この多くではチック症（tic disorder；TD）と同様
に様々な感覚現象が先行し，触りたいなどの前駆
衝動，「まさにぴったり感（just right feeling）」の
追求や不完全感の緩和などが目的とされる[1].　こ
のため「カーテンを閉める」，「食器を片づける」な
ど些細な日常動作中にも出現し，おおむね自我親
和性で洞察が乏しいことも少なくない.　例えば，
スリッパを視覚的に「ぴったり」な左右対称に並べ
直す動作を延々と繰り返したり，本の背の高さを
きちんと正確に揃えることにこだわり，整頓が止
まらなくなったりする.　あるいは，腕を袖に通す
ときの感覚や，冷蔵庫の扉を閉めたときの完璧な
「ぴったり」感にこだわり，服の着脱や冷蔵庫の開

閉を延々と繰り返すなど，同じ動作を数時間にわたり何度もやり直して次の行動に移れなくなる，いわゆる強迫性緩慢に陥ることがある[1)2)]．DSM-5[2)]に新たに導入された TD 関連 OCD では，このような症候学的特徴がみられやすい[1)2)]．

OCD 患者が皮膚科を受診する際には，細菌やウイルスに感染する心配，あるいは何か不潔なものに汚される不安などから手洗いや入浴を繰り返すといった，汚染-洗浄タイプの強迫症状に関連するものが多いであろう．この場合，より強い殺菌作用を有する除菌ハンドソープやボディソープ，あるいは消毒用アルコールなどの，長期にわたる大量使用が原因と想定される．また食器洗浄などでの合成洗剤，あるいはクレンザーによると考えられる場合も少なくない．このため，接触皮膚炎や刺激性皮膚炎，指掌角皮症，蕁麻疹などの割合が高いと考えられるが，皮膚損傷や腫脹，化膿など重症化を伴うこともしばしばある．一般的にこのような症状を呈する OCD 患者には，より高濃度のものを，より大量に，より何度も繰り返し用いるほど，より高い洗浄・殺菌効果が期待され，より確かな安全・安心感が得られるという誤った認識が根底にあり(実際は大量に用い繰り返すほどに不安や不全が高まって，きりがなくなるのだが)，このような皮膚疾患の出現を「しっかり洗えている証拠」と肯定的にとらえるものも認められる．このため，このような患者への皮膚科的な対症療法は，不安を解消する根本的治療とはなり得ず，まず OCD 治療を優先するよう指導することが望ましい．

身体醜形障害（醜形恐怖症）
（body dysmorphic disorder；BDD）

BDD の歴史を辿ると，1891 年にイタリアで初めての報告がなされている[5)]．そのころより BDD は，他人には意識されないような些細な身体的欠陥に関する過剰なこだわり，これによる社会生活上著しい苦痛，あるいは支障などで特徴づけられていた．DSM-5[2)]における現在の BDD では，「外見について認識された 1 つ，あるいはそれ以上の欠陥，あるいは欠点へのとらわれで，それは他人から見て観察されないか，またはわずかなものである．」と定義される．自らの外見に関する認知の歪みが特徴的である[6)7)]．すなわち患者が認識する外見上の欠陥または欠点は，通常「醜い」，「魅力的ではない」，「異常である」，「歪んでいる」などと表現され「こだわり」の対象となる[6)]．このような誤った認知に基づく「こだわり」は，身体の 1 つの部位に集中する傾向があり，ニキビや皺，瘢痕などの皮膚，あるいは毛髪，鼻などが多い[7)]．しかし身体のどの部位も心配の対象となり(目，歯，腹部や胸部，顔の大きさ，顎，性器など)，左右の非対称性にとらわれる場合もある[3)4)6)]．なかには子どもの容姿など，その人が知覚した他者の外見上の欠点にとらわれる場合もある(代理醜形恐怖症)[2)7)]．

これに加え DSM-5 では，「とらわれに反応して，過剰に繰り返される行動あるいは精神的行為」が必須となった[2)]．BDD 患者の 90% 以上にはこうした行動パターンを認めるため[2)7)]，この改変はより BDD の実態を反映したものと考えられる．そのなかで出現頻度が高いものには，認識される欠陥や欠点について，「人と比較する」，「鏡などで繰り返し確認する」，「過剰に身繕いをする(ブラシでとく，髭をそる，整えるなど)」，「カモフラージュする(化粧を念入りにする，帽子や服，髪の毛などで隠すなど)」，「(家族など周囲に)繰り返し保証を求める」，「皮膚をむしる」などがある[2)3)7)]．その他にも，化粧品や薬品，洋服などの購入や，皮膚科や歯科，美容整形外科などへの受診あるいは治療を繰り返す場合も少なくない[3)7)]．

さらに BDD 患者では，病識が欠如あるいは妄想的確信を有する場合も少なくない[2)6)]．受診当初に欠陥の存在を完全に確信している，すなわち妄想的信念を有する BDD 患者の割合は 27〜39% とされ[2)7)]，むしろ良好な病識を有する場合が少ない．さらには，周囲が自分の外観に否定的な意味合いで注視しており，「あざけ笑われる」，「バカに

表 2. ORS の典型的な臨床像

1. 自身の体から悪臭または他者を不快にさせる臭い, 息が出ているというとらわれ(それは他人は感じないか, わずかなもので, 明らかに実際とは不釣り合いなものである)
2. この臭いの確認, あるいは臭いについての関心の反応として生じる以下のような繰り返し行為
   a) 自分の臭いの確認, 服の着替え, 保証の要求など
   b) 臭いをカモフラージュするための行為の繰り返し(香水の使用, 入浴や歯磨き, ダイエット, あるいは特殊な摂食行動など)
   c) 不安が惹起されるような状況や行動の回避(他人に接近するなど)
3. その症状が引き起こす臨床的に有意な苦痛や様々な領域における機能の障害の存在
4. その症状を引き起こす他の精神疾患, 身体疾患が除外されること

されている」などの被害的念慮にとらわれ, 暴力行為に至ることがときにみられる[3].

　多くの BDD 患者は, 自身の外見に関する「こだわり」のみならず, 自分がどうみられているかを過剰に気にしていること自体も恥ずかしく思っており, 他人に自分の心配事を明かしたがらないため, 自ら精神科の受診に至るケースは極めて少ない[3)7]. 一方, 先に述べたように, 皮膚科や歯科, 美容整形外科などに当初受診することは少なくない[2)7]. 皮膚科への受診理由とすれば, 顔面を中心とした面皰など年齢相応の皮膚症状, 黒子, あざ, 傷痕, 皺, 薄毛など多岐にわたり, 客観的には問題なく, 目立たないようなものであっても, その外観に強くこだわり, 「醜い」ものとして執拗に治療を要求する. しかし通常は治療対象にならない程度か, 治療してもなかなか納得せず, 特に外科的な介入は, かえって BDD の状態や予後を悪化させる可能性があるため注意を要する[7].

嗅覚関連づけ障害
(olfactory reference disorder;ORD)

　ORD とは, 「(実際にはないかわずかなものであるが)自身の体から悪臭または他者を不快にさせる臭いが出ているという考えにとらわれ, この反応として何らかの反復行動を伴う(例, 自分の体臭をかぐ, 過剰にシャワーを浴びる)」, もので[4)7], ICD-11 より新たな精神疾患として OCRD カテゴリーに加えられた. 欧米では1800年代から嗅覚関連づけ症候群(olfactory reference syndrome;ORS)に関する報告がなされ[3], 一方, 本邦では重症対人恐怖の一型である「自己臭恐怖」としてとらえてきた経緯があり, 「文化に結び付いた(culture-bound)症候群」という位置づけがなされた. しかしながら, これが各地域の社会文化的要因に関連した疾患というより, 全世界的にみられるものという認識が広がった[8]. 加えて, 例えば小林ら[9]が ORS と過敏性腸症候群との有意な関連性を指摘しているように, プライマリケアや胃腸科など身体診療科において, ORS が少なからず認められることが報告され, その臨床像を明確化し広く周知させるニーズも高まった[7)8]. 特に BDD と同様, 患者はこのようなとらわれ自体を恥ずかしく感じており, その悩みを明かすことは, 大抵の場合躊躇してしまう[7)8]. しかし, うつ病や社交不安症, OCD などの背景に, ORS に関連した病理が潜在し, 受診自体の困難さや重症化・遷延化に関わったり, また前述したように身体疾患への影響も少なからずみられたりするため, 見落とさないことや適切な治療を提供するためにも, 診断基準が必要と考えられた[4)7]. ICD-11 における ORD の診断基準作成プロセスで参照された ORS の典型的臨床像を表2にまとめた[3)7].

　ORD 患者が訴えやすい体臭の発生源としては, 口や性器(尿臭など), 肛門(おなら臭, 便臭など), 腋下, 下肢, 足底や足趾などが多く, その他, 汗や排尿など, その部位や内容は様々であり, ときにこだわる内容の変遷や重複もみられる[7)8]. その臭いは, 例えばおなら臭の場合なら, 「(おならをした)自覚なく漏れ臭う」とおおむね制御困難に感じているもので[9], 腐敗臭, あるいは大便のようなとか, 生魚や生ごみのようななどと表現され, 他人に不快感を与えるほどの酷い, 刺激的なものと認識される[7]. このため, 表2の2. a)〜c)のような繰り返し行為を伴い, 結果的に著しい支障あるいは精神的苦痛が生じている. また BDD と同様にとらわれの確信性, あるいは不合理性や過剰性の認識の程度には患者によって大きな幅があり, ORD 患者の85％程度が症状の合理性や現実

性に確信的で妄想的であったという報告もある[4]. さらには関係妄想的な病像（他人が鼻をつまむ動作をみて，自らの体臭のせいと確信するなど）も少なからず認められる[3)4)7]. これは BDD でも同様であるが，その対象が身体的欠陥（外見上の醜さ，体臭など）に限定され，他の妄想の既往を認めない，あるいは幻聴など他の精神病症状を伴わない場合，さらに他の症状もこれらの病像と一致している場合には，妄想性障害ではなく ORD あるいは BDD と診断すべきとされている[4].

このように ORD は，体臭に関する過剰，あるいは非現実的なとらわれと行動的な反応を特徴とする精神疾患であるが，当初から精神科を受診することは極めて稀である[7]. その多くは，口臭を訴え歯科を受診したり，おなら臭や便臭について，消化器内科や肛門科に相談したりする. また皮膚科には，腋臭や汗臭などを訴え受診することが多いものと想定される. しかし BDD と同様，本人のとらわれは頑なで執拗であることが多く，「気のせい」といった説明や説得などによっての誤った認知の修正はまず困難で，通常の皮膚科的対応では難渋することが予想される. このため，これを疑った場合には精神科への受診を促すことが望ましい.

心気症（hypochondriasis；HY）

HY とは，① 1 つ，またはそれ以上の進行性で，生命に関わるような重大な身体的疾患に罹る・持っているという持続性のとらわれ，あるいは恐怖，② このとらわれは，健康に関する高度の不安・正常な身体感覚を含む身体的徴候，あるいは症状に関する過剰反応や破滅的な解釈に起因する，③ これらは，適切な医学的検査や保証によっても解消されず継続的に持続する，などで特徴づけられるものである[4].

DSM-Ⅳ までは身体表現性障害に分類されていたが，DSM-5 においては，新設の「身体症状症および関連症群」に改編された[2]. ここで HY は，従来の身体化障害や疼痛性障害などを含む身体症状

症（somatic symptom disorder；SSD）と病気不安症（illness anxiety disorder；IAD）に分けられた[2)10]. 両者では，病気に関する高度の心配やこだわり，正常な身体感覚にさえも恐怖を覚え，とらわれる点などは共通している. しかし SSD 患者が苦痛や支障を伴う身体症状を過大解釈し，異常な思考，感情，行動などの反応を示すこととは対照的に，IAD 患者では実際には存在しない病気について，あたかも存在しているかのように認識し，健康不安にとらわれる[10]. この点 IAD は，実在しない身体的欠陥にこだわる BDD と同様で，いずれでも確認や保証の要求といった安心希求的な繰り返し行動が認められる[10].

この点，ICD-11 の改訂では，プライマリケアなどでの臨床的有用性に加え，多様な国や地域，あるいは文化における用いやすさや診断の信頼性が主要な課題とされたため[4]，SSD や IAD といった分類はなされず，従来通り HY という疾患名が採用された. しかし，これについても再度疾患特性や概念が整理され，この疾患に明確な身体症状を認めず，中核的病理が不安やとらわれであることから，不安症，あるいは OCRD のいずれととらえるのが適切かという議論がなされた[4]. 結果的には，① とらわれや繰り返し行為などの症候学的類似性，② 洞察水準など HY 内における不均質性（恐怖といえるものから妄想的といえるものまでの拡がり），③ BDD との連続性，などが考慮され，OCRD に分類することが適切と判断された[3)4]. このため ICD-11 における HY の診断基準には，HY 患者が示す重大で進行性の身体疾患が存在する可能性へのとらわれや恐怖に関連した「繰り返し行為（頻回の受診や検査，家族への「大丈夫か」といった保証の要求，ネット検索など）や回避行動」が必須とされている[3)4].

これを皮膚科に当てはめてみれば，例えば正常の黒子について，メラノーマではないかと不安になり強くとらわれ，頻回に受診し検査を要求する場合などが相当するであろう. さらに適切な医学的検査や保証によっても不安やとらわれが解消さ

れず6か月以上持続し，明確な心理的苦痛，あるいはその人の機能の重要な領域（仕事など）における重大な障害を引き起こしていれば，DSM-5ではIADに，ICD-11ではHYに該当する．これらの特性として，頻回の受診や検査，診察，保証などの要求やネット検索といった安全探求行動の繰り返しが，結局はさらに不安を高め，大丈夫という根拠の追求や不信感を助長する可能性があり，十分な疾患教育を行い治療関係に留意しつつ，これらの行為を止めるよう指導することが重要となる．

抜毛症（trichotillomania；TTM）や皮膚むしり症（excoriation disorder；ED）といった身体集中反復症（body-focused repetitive behavioral disorder；BFRBD）

TTMとは，自分の体毛を繰り返し引き抜き，明らかな脱毛部が生じても，なお抜毛行為を止められないことを特徴とする精神疾患である．一方EDは，自分の皮膚を繰り返し引っ掻き，皮膚障害に至るもなお止められず続けるものである．TTMの成人あるいは思春期における一般人口中の12か月有病率は1〜2%とされ，性別は1：10と女性に圧倒的に多い[2]．一方EDの生涯有病率は1.4%程度で，75%以上は女性とされる[2]．またこれらに加え，爪噛み，咬唇，咬頬など，自分の身体の一部を目標とし繰り返される行動障害はBFRBDと呼ばれている[2〜4]．

これらの疾患は，従来「他のどこにも分類されない衝動制御の障害」に分類され，行為直前あるいは抵抗時の緊張感の高まり，行為中の快感，満足，開放感が中核的症候ととらえられていた[2]．しかしその後の研究で，これらの行為には「緊張し意識を集中させる（focused）」場合と，「無意識に自動的に生じる（automatic）」場合があり，特に後者は習慣性の様相が強く，必ずしも緊張感の高まりや満足感や開放感を伴わないことが示されている[11]．一方で，これらには明らかな「とらわれ」や認知的プロセスの関与は少ないが，「繰り返し行為」がみられること，さらにOCDやBDDなど

強迫スペクトラム障害との密接な関連性，あるいは他の衝動制御障害との併存の少なさなどから，DSM-5，ICD-11ではOCRDに移行された[2)4]．

TTMでは，自分の体毛（最も多いのは頭髪，眉毛，まつ毛で，その他，腋毛や陰毛もある）を反復的に抜いてしまうことで，その部位の体毛が喪失してしまう[11)12]．一方EDは，自分の皮膚を反復的に搔きむしることで，その部位が損傷してしまう．EDの対象となる部位は，指の爪周囲の皮膚，唇などの顔面や頭部が多いが[12)13]，ニキビやかさぶたによる皮膚のザラザラなどの不均整の感覚，不快感が契機となり，頭部や顔面の搔きむしりに至りやすい[13]．またTTM，EDともに，自身でコントロールできない衝動という側面は少なからず認められ[11)12]，無意識の行為を含め「行為を止めよう，減らそうと何回も試みているができない」ことが診断上必要である[2〜4]．いずれも皮膚科を受診する可能性はあるが，いまだ十分なエビデンスを有する治療法は確立されておらず，現時点では認知行動療法（cognitive behavioral therapy；CBT）など，より専門的な精神療法が最も推奨される．

OCRDに対する精神科的治療の概要

最後に本稿で取り上げたOCRDの精神科的治療について，簡潔に触れたい．これらではまず心理教育が重要であり，さらに選択的セロトニン再取り込み阻害薬（selective serotonin reuptake inhibitor；SSRI）を中心とした薬物療法，あるいはCBTを主とした精神療法を行う[14)15]．SSRIのなかでは，フルボキサミンやパロキセチンがOCDにのみ保険適用を有しているが，BDDやORD，HYなども，欧米のエビデンスによりSSRIの有効性が支持されている[14]．特にOCDに対しては，SSRIを十分量，十分期間用いても反応性が乏しい場合，保険適用外であるがリスペリドンやアリピプラゾールなど非定型（新規）抗精神病薬の追加投与が奏効することがある[14)15]．

またCBTでは，怖いものに直面（曝露）し，繰

表 3. 皮膚科でみる可能性がある強迫症および関連症

精神疾患	こだわり(衝動)の内容	繰り返し行為	皮膚科受診時の主な愁訴
強迫症(OCD)	汚染や加害の心配など	手洗い・入浴などの洗浄や確認行為	洗剤などによる皮膚炎,湿疹など
身体醜形障害(BDD)	外見上の欠陥や欠点	確認・身繕い・保証の要求など	面皰,あざ,黒子,皺など
嗅覚関連づけ障害(ORD)	人を不快にするような体臭	確認・カモフラージュ・保証の要求など	腋臭,汗臭など
心気症(HY)	重大な疾患の存在	確認・検索・受診行動など	メラノーマといた悪性腫瘍の心配など
抜毛症(TTM)	(抜毛の衝動)	抜毛	脱毛
皮膚むしり症(ED)	(皮膚を掻きむしりたい衝動)	皮膚むしり	皮膚損傷

り返し行為を止める(反応妨害)ことを段階的に進めていく曝露反応妨害法(exposure and response prevention)が主たるものとなる[14)16)]. また OCD や BDD, ORD, HY などで病識や治療的モチベーションが乏しく,まず非機能的認知の修正をはかる必要がある場合には,認知再構成法が用いられる[16)].

一方,TTM や ED などの BFRBD に対しては,SSRI やクロミプラミン,オランザピンといった非定型抗精神病薬,グルタミン酸系作動薬などの有効性の報告はあるが,薬物療法はいまだ十分には確立されていない[14)15)]. CBT に関しては習慣逆転法(habit reversal training;HRT)が効果的である[16)]. HRT はチック症の治療法として開発されたもので,①意識化練習,②拮抗反応の学習,③リラクゼーション練習,④偶然性の管理,⑤汎化練習の 5 段階から構成される[16)]. この実施には専門性や経験を要するため,この技法に習熟した精神科施設との連携が必要であろう.

おわりに

皮膚科でしばしばみられる OCD とその関連症について概説し,各々の精神科的治療を紹介した. これらの臨床的特徴をまとめると表 3 のようになる.

OCRD カテゴリーの各疾患は,とらわれや繰り返し行為の存在を共通の特徴とするが,OCD を除けば,当初は精神科以外の科,特に皮膚科や歯科,内科などを受診する場合が多い. すなわち精神疾患としての病識,あるいは症状の不合理性や過剰性の認識はおおむね乏しく,それに対する治療的モチベーションは十分でないことが少なくない.

しかし患者が訴える身体的問題への対症療法(例,BDD 患者が求める面皰治療,ORD 患者が望む体臭制御),あるいは精査(例,HY 患者の検査希望に応えていくこと)によって,患者を安心させ納得させることは通常困難で限界がある. これは OCRD の病理自体が,あることに「こだわり」,高まった不安や不全を解消するために行為を繰り返すが,繰り返すなかでさらに完璧な安全や安心,納得を求め,ますます「こだわり」を強めながら,延々と不安や不全に苦しむといった「きりがない」特徴を有しているためである. このため,例えば外科的介入を選択する場合などは,患者のニーズに応えきれないリスクを十分考慮すべきである.

このような患者に対し,精神疾患という認識あるいは治療意思をもたせることは容易ではない. しかし患者が陥っている精神的苦痛や生活上の著しい支障,膨大な時間や経済的浪費,うつ病の併発,さらに自殺や引きこもりリスクなどを減じ,また,しばしば症状に巻き込まれ暴力さえ受けるなど,家族にかかる過度の負担やストレスをも緩和させるためには,やはり根本的病理への対応が不可欠であろう. そういう意味では,いかなる動機であっても,皮膚科など医療機関を受診するという機会は,今後彼らを適切な医療に繋げていけるかの重要な転機となり得るものである. この第一歩として,まず患者の愁訴を傾聴し理解を深めるよう努め,その解決に協力したいという姿勢を粘り強く示すことが必要となる. そのうえで,皮膚科と精神科の双方が,臨床像や対応,治療ストラテジーを共有しつつ協働していくことが重要となろう.

付　記

本論文に関して開示すべき利益相反はない.

文　献

1) 松永寿人:強迫症の診断概念, そして中核病理に関するパラダイムシフト～神経症, あるいは不安障害から強迫スペクトラムへ～. 不安症研究, **6**: 86-99, 2015.

2) American Psychiatric Association:Diagnostic and statistical manual of mental disorders, 5th ed, American Psychiatric Association, Washington, 2013.

3) 松永寿人, 向井馨一郎, 山西恭輔:強迫症および関連症群～ICD-11 のチェックポイント～. 精神医学, **61**: 261-269, 2019.

4) Stein DJ, Kogan CS, Atmaca M, et al:The classification of Obsessive-Compulsive and Related Disorders in the ICD-11. *J Affect Disord*, **190**: 663-674, 2016.

5) Morselli E:Sulla dismorfofobia e sulla tafefobia:due forme non per anco descritte di Pazzia con idee fisse. *Boll R Accad Genova*, **6**: 110-119, 1891.

6) 松永寿人, 中前　貴, 中尾智博:強迫スペクトラム障害におけるこだわり. 精神科, **32**: 502-507, 2018.

7) Veale D, Matsunaga H:Body Dysmorphic Disorder and Olfactory Reference Disorder:proposals for ICD-11. *Braz J Psychiatry*(Rev Bras Psiquiatr), **36**(Suppl 1): 14-20, 2014.

8) Feusner JD, Philips KA, Stein DJ:Olfactory reference syndrome;issues for DSM-V. *Depress Anxiety*, **27**: 592-599, 2010.

9) 小林伸行, 濱川文彦, 金澤嘉昭ほか:排ガス(おなら)臭を主訴とする自己臭症に過敏性腸症候群が高率に併発する. 心身医, **55**: 1380-1385, 2015.

10) 松永寿人:身体表現性障害(身体症状症)におけるこだわり. 臨床精神医学, **46**(8): 1001-1007, 2017.

11) Woods DW, Flessner CA, Franklin ME, et al:The trichotillomania learning center-scientific advisory board. The trichotillomania impact project(TIP)exploring phenomenology, functional impairment and treatment utilization. *J Clin Psychiatry*, **67**: 1877-1888, 2006.

12) Stein DJ, Grant JE, Franklin ME, et al:Trichotillomania(hair pulling disorder), skin picking disorder and stereotypic movement disorder;toward DSM-V. *Depress Anxiety*, **27**: 611-626, 2010.

13) 松永寿人:強迫スペクトラム障害における強迫とこだわり～強迫性(compulsivity)の観点から～. 日本精神科診断学雑誌, **11**(1): 39-48, 2018.

14) Phillips KA, Stein DJ, Rauch S, et al:Should an obsessive-compulsive spectrum grouping of disorders be included in DSM-V? *Depress Anxiety*, **27**: 528-555, 2010.

15) Denys D:Pharmacotherapy of obsessive-compulsive disorder and obsessive-compulsive spectrum disorders. *Psychiatr Clin N Am*, **29**: 553-584, 2006.

16) 松永寿人, 吉田賀一:強迫症および関連症群への認知行動療法の適用をいかにするか. 認知療法研究, **9**(1): 23-33, 2016.

MB Derma, 301：17-24, 2020.

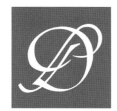

◆特集／こころと皮膚
発達障害の理解と皮膚科診療成功のコツ

広瀬宏之*

Key words：発達障害(neurodevelopmental disorders)，自閉スペクトラム症(autism spectrum disorder)，ADHD(attention-deficit/hyperactivity disorder)，共同作業(doctor-patient collaboration)，感覚過敏(hypersensitivity)，オーダーメイドの診療(tailor-made treatment)

Abstract 発達障害の頻度は人口の1割にも及ぶと考えられており，子どもだけではなく大人にも認められるコモンな状態である．本稿では発達障害の概要と対応のコツについて述べた後，皮膚科診療にあたって留意してほしいことを述べる．発達障害があると，認知や感覚，言葉や行動が定型発達のそれと異なったものになるため，一人一人の特性に合わせて，オーダーメイドの診療を組み立てていく必要がある．そのためには，本人や保護者が把握している発達特性と，それまで工夫してきた対処方法を医師が共有し，診療上どんな配慮をするとうまくいくか，個々の特性に合ったオーダーメイドの診療を組み立てていく．

はじめに

本稿では発達障害の概要と皮膚科診療におけるコツを述べる．最初に発達障害について長めに記述してある．そこから診療に役立つ工夫を読み取って頂けると幸いである．なお，後半の診療のコツだけを読んでも大丈夫なように記載してある．

発達障害の重要性

いまや発達障害は一部の専門家だけが対応すればよいという状態ではなくなった．まず，発達障害の存在やその概念が普及してきた理由を述べる．

第一に，発達障害と診断され得るのは人口の1割にも及び，極めてコモンな状態だということが挙げられる．日常生活や社会生活でのトラブルが目立つ場合，生まれつきの発達特性が潜んでいる可能性を念頭に置き，発達特性の分析と対処を行っていくとうまくいく場合がしばしばある．

発達障害は子どもだけの状態ではない．小児期には顕在化しなかった発達障害が，社会人となっ

て初めて表面化することも珍しくない．日々の生き辛さを感じている場合，本人の努力不足という観点だけでは不適切で，生得的な発達特性に見合った環境調整によって道が開ける場合も多い．

老年期の発達障害も介護現場で注目されている．獲得能力が失われていく認知症などと異なり，生まれつきの苦手さが，消長しながらも生涯にわたって存在していることがポイントである．

発達障害は医療モデルでは対応できない．根本の医学的な原因はまだ明らかでなく，検査で原因を見つけて治すという作戦はとれない．

発達障害の支援とは，個々の発達特性を分析し，適切な対処を工夫していくことにより日常生活の質を改善していくことである．社会と個人の間の不適応を改善していく社会モデルが原則となる(表1)．

発達障害をめぐる誤解

発達障害の原因は生まれつきの中枢神経系の機能障害であり，親のしつけや育て方が原因ではない．罪悪感で苦しんでいる親に，愛情が足りないとか，育て方が悪いなどと言ってはならない．

* Hiroyuki HIROSE, 〒238-8530 横須賀市小川町16 横須賀市療育相談センター，所長

表 1. 発達障害の重要性	表 2. 発達障害をめぐる誤解
1. 人口の1割に及ぶ 2. 24時間365日・老若男女あらゆる生活場面に影響する 　→日常生活で困っている場合に発達特性がないか意識する 3. 「正しい理解」と「適切な対応」で生活が改善する 　→治癒を目指す医療モデルではなく社会モデルで対応する 4. 「不適切な対応」で多くの二次障害を起こす 　→精神疾患が発達障害の二次障害で発症する場合もある	1. しつけや育て方の問題が原因ではない 　→親のかかわりや愛情が足りないわけではない 2. 子どもの「わがまま」でもない 　→生まれつきの中枢神経系の障害が原因である 3. 「そのうち大丈夫になる」とも限らない 4. 「個性」や「性格」ではない 　→理解と配慮と支援が必要な「特性」である

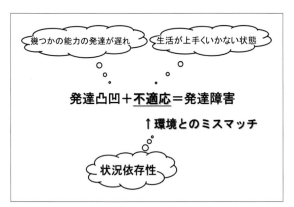

図 1. 発達障害とは何か

偏食に代表される感覚過敏は、わがままと誤解されがちだが、基本的には生得的な発達特性であり、むやみに叱責し、強制してもよいことはない。

医学的に治癒できないにせよ、支援を受けて特性に見合ったかかわりを工夫することで、その子のペースで発達できるようになっていく。適切な支援につながるためには「大丈夫」とか「個性」、「性格」といった気休めの言葉かけは禁忌なのである(表2)。

発達障害＝発達凸凹＋不適応

発達凸凹とは生まれ持った能力の遅れとアンバランスであり、発達特性とほぼ同じ意味である。これ自体には優劣はないことも銘記したい。

さて、ヒトが生きていくには、視覚・聴覚・触覚・味覚・嗅覚の五感の力、運動、会話・理解、注意、集中、段取りや見通し、思考、学習、社会性、忖度する力など、数多くの能力が必要になる。

これらの能力の発達に大きな凸凹があって、毎日の生活のなかで何らかの問題を抱えているような不適応状態が発達障害である(図1)。

不適応は個々の発達特性と環境とのミスマッチから発生してくる。言い換えれば、発達障害には

状況依存性があるのだから、適切な環境調整を行うことで、発達の力が担保される。

ここに支援の勘所がある。発達が凸凹でも、凸凹に合った環境、例えば苦手なことは周囲がサポートをし、得意なことは伸ばしていく、といったかかわりをしていくことで、不適応は最小限に抑えられ、その人固有の発達が保証される。

一方、特性に見合っていない不適切な対応が積み重なると、元来の発達特性に加えて、様々な二次障害が発生していく。少なからぬ精神疾患が、発達障害への不適切な対応に由来する二次障害として発症してくる。二次障害は適切な対応により予防できることも心したい。

ちなみに、不適応やミスマッチの度合いは様々で、どこから障害として線を引くかは明瞭ではない。軽症でも生活に困っていれば支援が必要である。そこで近年では、スペクトラム概念が導入され、ミスマッチや障害の度合いをグラデーション(連続帯)として考えることが主流となっている。

不適応をもたらすのは社会的障壁

発達障害者支援法(2004年)では、「発達障害とは自閉症、アスペルガー症候群その他の広汎性発達障害、学習障害、注意欠陥多動性障害その他これに類する脳機能の障害であってその症状が通常低年齢において発現するもの」と定めている。

前に述べたように、発達障害は発達凸凹だけで発症するものではない。そこで、2016年に改正された同法では、「発達障害者とは、発達障害がある者であって発達障害及び社会的障壁により日常生活又は社会生活に制限を受けるもの」という社会的障壁の概念が追加されている。

社会的障壁とは広い意味で不適切な環境を指

表 3. 6つの発達障害

診断名	遅れている発達領域	主な特徴
知的発達症 (ID)	知的能力(知能)	全体的な知能の発達の遅れ. 一般に知能指数 IQ<70. 人口の約 2%. IQ 70〜85(境界知能)でも配慮が必要.
運動発達遅滞	運動能力	運動発達の遅れ. 他の発達障害を伴うこともある.
自閉スペクトラム症 (ASD)	コミュニケーション能力	主症状は ① コミュニケーションや社会性の発達の遅れ, ② 興味の偏り・こだわり・感覚過敏や鈍麻(感覚調整障害). これらの他に, 知能や言葉の遅れ, 多動・衝動, 限局性学習症, 発達性強調運動障害, てんかん, 視覚優位の認知, 優れた記憶力などを伴う. 約 2%.
注意欠如・多動症 (ADHD)	注意力・集中力	主症状は ① 不注意, ② 多動・衝動性. 薬物が効く場合がある. 多くは ASD 特性を併せ持つ. 約 5%.
限局性学習症 (SLD)	狭義の学習能力	知能は標準かそれ以上だが, 「読み」, 「書き」, 「計算」など, 学習に必要な機能の一部に障害がある状態. 「勉強できない＝学習障害」ではなく, ID や ASD など他の発達障害の鑑別とその支援が優先される. 0.5〜2%.
発達性協調運動障害 (DCD)	複数の運動の協調性	ただの不器用ではなく, 先天性の中枢神経の障害. 学習にも直結するため, 的確な評価と支援が必要. 5%.

DSM-5(アメリカ精神医学会精神障害の診断と統計マニュアル)に準拠して記載してある(運動発達遅滞は除く)
＜旧来の名称＞
　知的発達症：精神遅滞(MR), 知的障害, 精神薄弱
　自閉スペクトラム症：広汎性発達障害(PDD)
　限局性学習症：学習障害(LD)
＜略称＞
　ID：intellectual disability, MR：mental retardation, IQ：intelligence quotient, ASD：autism spectrum disorders, PDD：pervasive developmental disorders, ADHD：attention-deficit/hyperactivity disorder, SLD：specific learning disorder, LD：learning disability or learning disorder, DCD：developmental coordination disorder

す. 同法では, 「社会的障壁とは発達障害がある者にとって日常生活又は社会生活を営む上で障壁となるような社会における事物, 制度, 慣行, 観念その他一切のもの」とされている. 必要な配慮がなされないこと, 制度上の不利益, 差別や偏見などが発達障害の適応と発達を妨げるのである.

6つの発達障害

表 3 に代表的な発達障害を挙げる. 一人一人でみると, 1つの発達障害だけということは稀で, 同一人物に複数の発達障害が併存していることが多い. 例えて言えば, 発達障害はミックスジュースで, 様々な成分が含まれている. その混在した状態を, 便宜上6つに分類したものが本表である(表 3).

個々の概要と対応のコツ

対応や支援は診断名に基づいてなされるのではなく, 個々の特性を分析し, 日常生活の困りごとを起点になされる. 診断名はあくまで支援の手がかりであり, ヒントを与えるものでしかない.

正確に診断して治療していくというよりも, 的確な理解のもとに日常生活での工夫をしていくという点が, 身体疾患との最大の違いである.

1. 知的発達症(精神遅滞)の理解と対応

年齢相当の知能の獲得がなされていない状態である. 遅れに見合った環境設定をしていくことが対応の原則で, 実際の暦年齢ではなく発達年齢に合わせた対応をする. 4歳の子どもで発達指数が70であれば, 発達年齢は 2.8 歳となり, 3 歳手前くらいのハードル設定がちょうどよい.

ちなみに, 発達指数とは標準の何割くらいの発達段階にあるかを示す指標である. 平均は 100 であり, 発達年齢と実際の暦年齢が同じ場合, 発達指数の値は 100 と算出される. 知能指数も大ざっぱには同じような指標と考えてよい.

知的発達症があると, 物事の理解は年齢の標準よりも低下している. 耳からの言葉かけだけでは理解できないことも多く, 視覚的な情報提示があるとわかりやすい. 話し手に注意を向けることも苦手で, 自分が話しかけられているということがわからず, 内容の理解も不十分のままで返事して

しまうこともある．一声かけて注意を向けさせ，わかりやすい平易な表現で少しずつ伝え，相手がどう理解したかを確認する．

気持ちを言葉で表現できず，行動で表現することも多い．不安な表情，イライラした態度，粗暴な行動，落ち込みの雰囲気など，普段と違ったら何を訴えたいのか周囲が本人の気持ちを推し量る．

2．運動発達遅滞の理解と対応

発達障害に含まない場合も多いが，運動面の遅れや凸凹があって配慮を必要する点では変わらない．身体面への配慮に加え，知的な遅れ，二次的に生じる心理的な問題への配慮も欠かせない．

日常生活の基本動作，遊び，集団での一斉活動など，あらゆる場面で丁寧な配慮と支援が必要となる．可能な支援は積極的に行う一方で，必要以上の支援が自立の妨げになる場合もあり，支援のさじ加減も見極める必要がある．

運動発達が遅れるのには様々な病態があり，専門機関や主治医との連携が必須である．てんかんの合併で服薬が必要な場合，ダウン症での心臓疾患や頸椎の負担軽減など，必要な配慮を確認する．

3．自閉スペクトラム症の理解と対応

主症状は，① コミュニケーションや社会性の発達の遅れと，② 興味の偏り・こだわり・感覚過敏や鈍麻（感覚調整障害）である．かつては言語遅滞が必須とされていたが，今はそうではない．

言葉に量的な遅れがあってもなくても，意思疎通や周囲の状況理解は苦手であり，コミュニケーションのやりとりを豊かにし，状況に合った意思疎通を増やすことが目標である．

言葉が乏しくかかわりが難しい場合は，子どもの興味の対象を見つけ，その対象物を子どもと大人が共有して遊んでいく．大人が子どもに合わせ，子ども目線に立ってやりとりを伸ばしていく．

視線を合わせるとか，身振り手振りで意思表示をするといったような"非言語的なコミュニケーション"が十分でないと言葉は増えない．早期では言葉の有無よりも，非言語的なやりとりを大切にし，コミュニケーションが途切れずに続くこと

を目指す．お互いが楽しい時間を共有し，子どもと一緒に笑い合うことが，かかわりの目安となる．

言葉が増えても自分だけの言葉にならないよう，他者との意思疎通経験を重ね，言葉がコミュニケーション・ツールであることを体感させる．

集団では，状況の理解ができるよう時間と空間両面で見通しをよくする（構造化）．予想外の出来事が苦手で，予測の立ちやすいスケジュールを視覚的に提示する．空間配置もわかりやすくする．

感覚過敏への配慮も必須である．定型発達よりも感度が高く，普通の刺激でも堪え難く感じる．幼児期では聴覚，触覚，味覚の過敏が目立つ．喧噪や普段と違う雰囲気にも敏感で，容易に不安に陥る．感覚鈍麻を呈する場合も少なくない．

感覚面の特徴は千差万別で，年齢や置かれた状況によって変化してくる．苦手な刺激は無理に我慢させず，刺激源と距離を取りながら徐々に慣れさせる．

パニックになったらその場を離れ，別のことで気持ちを逸らしてクールダウンをはかる．苦手な刺激への無理強いを続けるとトラウマになる．

目に見えないこと，暗黙のルールや比喩，言葉の裏を読むことも苦手である．当たり前と思わずに，その都度，噛み砕いた説明が必要である．

興味の偏りやこだわりはプラスに作用する場合も多い．得意なことは積極的に伸ばし，その子の強みにして自信をつけさせる．

成長とともに，表面的には問題がないように発達していく場合もあるが，身の回りに起こっている出来事の認知は依然として独特な場合が多い．特性に合わせた工夫は不可欠である．

4．注意欠如・多動症の理解と対応

主症状は，① 多動・衝動と ② 不注意である．心も体も様々な刺激に容易に反応しやすい（転導性）．複数の刺激を同時に処理することも苦手である．

提示される刺激の数を減らすことが原則である．どうしても刺激が多い場合は1つずつ順番に提示するか，重要な情報を強調して提示する．

注意の持続時間も短いため，長い課題は小刻みにやらせ，合間に小休止を入れる．集団場面では，一斉指示だけでなく，本人への声かけによって注意を向けさせる．不注意による忘れ物などには，積極的に大人が介入し，注意喚起の声かけや忘れ物防止の工夫をして，注意の狭さを補っていく．

多くの症状は年齢とともに改善が見込まれるが，特性に見合った対処行動が身につくようにするために，自尊心を損なうような対応は厳に慎む．

6歳以降で用いられる薬物の改善率は70〜80%だが，あくまで対症療法である．薬の助けを借りながら成功経験を積み重ね，発達を伸ばしていく．

5．限局性学習症の理解と対応

読字・書字・計算などの特定の学習能力が発達段階から期待されるよりも低い状態．読字障害・書字障害・算数障害の下位カテゴリーがある．

学習障害と同義だが「勉強ができない＝学習障害」との誤解が多く，限局性学習症と改名された．

基本的に教科学習が始まる6歳以降に明らかになる状態である．知的発達症やその他の発達障害がある場合は，そちらの診断と対応が優先される．

本物の限局性学習症では，学習困難の分析，特性に合った学習方略の検討，スモール・ステップによる段階的習得，パソコンやタブレットの導入，得意科目の増強による自信強化などが要点となる．基本は教育現場での対応である．

6．発達性協調運動障害の理解と対応

これまで不器用といわれてきた状態であるが，中枢神経系の発達障害となった．頻度は5%ともいわれ，的確なアセスメントと支援を要する．

苦手な身体活動の分析を行い，本人がやりやすい方法を一緒に模索し，スモール・ステップによって苦手さが軽減していくようにする．努力の無理強いは苦手意識ばかり増やすのでよくない．

7．大人の発達障害の理解と対応

ともすると上手くいかないことばかり注目されるが，大人になるまで何とかやってこられた「本人なりの対処行動」に着目するのが基本である．

小児期から支援を受けてきた場合は，役に立っ

てきた支援や工夫を聴取し，「その人の成功体験のエピソード集」を作っていくつもりで支援する．

診断や支援を受けていない場合は，専門職との相談なしでやってこられた利点を聞いていく．自分なりに工夫して対処できてきた成功体験と，今ここで支援が必要になってきた限界点について一緒に検討し，これまでの努力を労いつつ，現状の分析とよりよい対処行動を探していく．

6つの皮膚科診療成功のコツ（表4）

1．診断にこだわらない：支援は発達特性から

まず心がけたいことは，必要以上に診断にこだわらないことである．

実は，的確な診断を受けているケースは多くない．発達特性だけで不適応が顕在化していなければ，専門医を受診せず自己対処で済ませている場合も多い．専門医の数も圧倒的に不足している．

ただ，診断されていなくても発達特性は存在している．その発達特性を無視して，その他同様の十把一絡げの対応では診療が成立しない．

一方で，専門医を受診していても，残念ながら的確な診断がなされていない場合もある．

そこで，診断の有無や診断名ではなく，発達特性や発達凸凹を起点にした支援を心がけたい．

ちなみに，発達障害に処方される薬物も診断名に特化した処方ではなく発達特性，例えば，多動・衝動性，感覚過敏，易刺激性などに対して対症療法的に用いられることがほとんどである．

2．親や本人との共同作業を心がける

診断を受けていようがいまいが，日常生活での大変さに対し，当事者はそれなりの工夫を行っている．それを共有していくことが大切である．

皮膚科診療でネックになるのは感覚過敏，特に皮膚過敏である．客観的には同じ刺激であっても，主観的にはより強い刺激として感じてしまうのである．「雨粒が痛い」という当事者もいる．

まず，感覚過敏という現象を認めることから始めたい．「気のせい」などと思わないことである．そして，目の前のケースにどんな過敏があって，

表 4. 6つの皮膚科診療成功のコツ

1．診断にこだわらない：支援は発達特性から
2．親や本人との共同作業を心がける
3．見通しを立ててもらえるよう丁寧に説明をする：こころの準備が必要
4．下見や予行練習など事前準備を入念に行う
5．スモール・ステップを心がける
6．次回につながる声かけをする

これまでどんな工夫をしてきたのかを聴取する.

皮膚過敏がある場合，洋服の生地を工夫したり，タグを切ったりしている．軟膏はべたべたしてダメだが，クリームなら我慢できるという場合もある．絆創膏は苦手だが，ガーゼ包帯なら大丈夫という場合もある．もちろん反対の場合もある.

錠剤が飲めないのも口腔内の過敏からくる場合がある．音過敏がある場合は，耳栓やイヤーマフなどを利用している．視覚過敏では過度に眩しがる場合もある．においや味にも敏感である.

他方，感覚鈍麻の場合もある．真っ赤に日焼けしていても強い痛みを感じているとは限らない．主観的な訴えだけに頼ると治療が難しくなる.

いずれにしても，わがままと断じてはいけない．苦手な刺激を無理強いすることは避け，どうすれば許容範囲に入るのかを聞いてあげてほしい.

次項とも関連するが，見通しの立ちにくさや，不安になりやすいこと，長時間集中が続かないことなどに関しても，それなりに工夫を凝らしている歴史がある．その工夫を診療に取り入れる.

共同作業は，成人の場合では尚更不可欠である.

3．見通しを立ててもらえるよう丁寧に説明をする：こころの準備が必要

発達障害では，はじめての出来事への耐性が低い．未知のことへの想像力も弱く，感覚過敏や度重なる失敗体験から，容易に不安になりやすい．

記憶力，特にトラウマティックな記憶力は優れているため，昔の受診の痛みはよく覚えている.

こころの準備として，いきなり診療に入るのではなく，具体的にどんな診察をして治療をするのか，わかりやすく説明する.

薬物療法でも，効果と副作用を具体的に説明する．副作用については，起こり得る症状だけではなく，いつごろに起こり得るか，また起こった場合はどう対処するのかも説明する.

1回塗っただけで，感覚過敏からささやかな違和感を持ってしまい，投薬が続かない場合も少なくない．効果が出るまで，例えば1週間くらいは我慢してもらうことの説明も必要な場合がある.

ただし，我慢を字義どおり解釈してしまうこともあるので注意する．真っ赤になるくらいの副作用であれば，早急に再診してほしい旨も伝える.

ここで，筆者はうっかり「早急に」という言葉を使ったが，これもわかりにくい．全身発赤のようなアナフィラキシーに近い状態であれば救急受診も選択肢だが，局所の発赤であれば次の日の診察でよいなど，事細かに指示を伝える.

解釈が幾通りもある曖昧な言葉の解釈，臨機応変の柔軟な行動が苦手であることを銘記する.

4．下見や予行練習など事前準備を入念に行う

いくら言葉で説明しても，具体的なイメージが沸きにくいため，現場での"予習"が必要である.

発達障害の歯科治療の専門機関では，診察室を見学し，診察台に座るところから診療を開始する．それも場合によっては何回も繰り返し，本人がその場に慣れてから，ようやく治療を開始する.

とても手間がかかるが，当事者の不安感や苦痛を軽減しないことには治療が始まらない.

変化に弱いという特性も記憶しておいてほしい．せっかくリハーサルをしても，本番当日に少しでも違うと，動揺してパニックを起こす.

なまじ記憶力がよいだけに，些細な変化にも弱いのである．医者の髪型やメガネが変わっただけでキョトンとしてしまうツワモノもいる.

変更が生じ得る場合は，「次回はもしかしたら，ちょっとだけ違っているかもしれない」と事前に伝えておくだけでも，だいぶ違う.

定型発達者の立場からは「そこまでしなくても」と思うのだが，その気持ちは封印してほしい.

5．スモール・ステップを心がける

本人や保護者の工夫を聴取しながらスモール・ステップの治療を繰り返す．小刻みに治療してその都度，成果を褒める．これを繰り返すことが肝

要である．ささやかなことであっても，成果を褒めることで達成感が増え，低かったモチベーションが少しずつ上がってくる．

集中の持続が短く，動きが多い子どもも多い．定型発達では我慢することを知っているが，発達障害の場合は，そもそも我慢能力の発達が遅れているため，苦痛を我慢するとか興味がないことに我慢して取り組むということは，かなり困難である．繰り返しで恐縮だが，これをわがままと断じてしまうと，支援や治療が成立しなくなる．

動きが多い場合は，診察の妨げにならない動きであれば大目にみる．椅子に座って足をぶらぶらさせている場合でも，いざ診察までは看過する．

どうしても止まってほしいときだけ「10秒だけストップできるかな？」などの声かけをする．もちろん，ストップできたら褒める．

長めの処置が必要な場合は，タブレットやスマホなどで動画を見せ，気を紛らわせるのも効果的である．処置行為自体に集中してしまうと過敏が賦活化されて大騒ぎする場合でも，お気に入りの動画を見ていればあっさり終了する場合もある．

診察までの待ち時間が長い場合は，待合室ではないところで待機してもらって，順番が近づいたら携帯電話などで呼び出す工夫があると大変にありがたい．銀行の番号札のように，あと何人待っているのかがわかるような工夫もうれしい．

6．次回につながる声かけをする

発達障害の診療ではこれまで述べてきたような，丁寧な準備と配慮を繰り返す必要がある．

当たり前のことが当たり前として感じられないことも多いのである．こちらは「言わずもがな」とか「当たり前」と思っていても，具体的にわかりやすく言語化して伝えることが不可欠である．

例えば「具合が悪くなったら再診してください」では「具合が悪い」とか「いつ再診すべきか」のイメージが沸かず，判断がつかないのである．具体的にこのような状態になったら再診してほしいとか，1週間後に再診などとデジタルに伝える．

次回の診察で行うことの説明や，「また会うの

を楽しみにしているよ」という声かけは，治療へのモチベーション維持のためにもありがたい．

そんなときに「僕は楽しみにしていないヨ」と言われて鼻白むこともある．それでも「そうかなあ，僕はまた会いたいよ」と穏やかに返したい．

発達障害の支援とは─おわりにかえて─

発達の最大の原動力は「できた！」という成功体験である．しかし，発達障害があると独力では成功体験を積むことが難しくなってくる．

「失敗は成功のもと」とも言われるが，発達障害の場合は，生来うまくいかないことが多く，失敗から独力で学び，成功を収めるのは困難である．むしろ「失敗は二次障害のもと」となってしまう．

そこで，適切な支援のもとで成功体験を積んでいくことが発達の最大の原動力となる．発達障害の場合は，「成功は発達のもと」である．

ここでの適切な支援とは，特性の分析を行って，成功体験を増やすための方略を立てていくことである．ここに支援者の専門性の見せ場がある．

ただし，支援者だけで特性の分析や方略の立案を行ってはいけない．支援の最終ゴールは，自分で自分の支援ができるという「当事者性の育成」であるから，支援者が本人や保護者とともに作戦を練っていく必要がある．

その起点は最初のSOS，つまり，日常生活での困りごとである．それを支援者がキャッチし，本人や保護者とともに特性の分析と，適切な工夫の立案という共同作業を開始して，成功体験を増やしていく．この繰り返しが支援の王道である．

発達障害があっても，保護者や本人はそれなりの対処行動をしてきている．支援者からみると適切とは思えなくとも，何とかしたいという気持ちを否定しては共同作業にならない．当事者の意欲を汲み取りつつ，専門性を加味した，より適切な対処行動を一緒に立案していくのである．

ただし，できないことだらけで失敗体験も多いと，自分の特性を振り返ることは難しい．できない自分を直視するのには勇気が必要だからだ．

表 5. 発達障害支援における 8 つのステップ

1. 日常の困難さが SOS として発信され，受信した支援者との共同作業が始まる
2. 発達特性とこれまでの対処行動を分析し，より適切なやり方を工夫し試行する
3. 支援を受けて成功体験が増える．「できた！」が発達の原動力となる
4. 成功体験が増えると，セルフエスティーム（自尊心）が上がっていく
5. セルフエスティームが上がると，自己を振り返っての自己理解が進む
6. 自己理解（＝特性理解）に沿った対処行動が，自分もできるようになる
7. 支援が最小限で済むようになる．当事者能力が完成する（支援の自給自足）
8. でも，本当に必要な時は躊躇なく何度でも SOS が出せるようになる

反対に，支援を受け成功体験が増えていくとセルフエスティームも高まる．自分を振り返ることができるようになり，自分でも特性に合わせた対処行動ができるようになっていく．こうして当事者能力が出来上がっていく．この繰り返しで支援が最小限になっていくのが支援の自給自足である．

発達障害があると，人生のいろいろな段階において障壁にぶつかる．学生時代は大丈夫でも，社会人ではより高度の社会性が要求され，難しい局面に遭遇することもある．その際は躊躇なく SOS を発し，そのときの支援者と共同作業を行って成功体験を増やす．これまでの経験を振り返って参考にしてもよい．このプロセスさえ途切れなければ，発達障害でも一生涯の発達が見込めるのである（表 5）．

皮膚科診療においても，発達障害の当事者と支援者が成功体験を積み重ね，それぞれが発達していくことを祈って，筆を擱きたい．

参考文献

1) 広瀬宏之（著）：発達障害支援のコツ，岩崎学術出版社，2018.
2) 広瀬宏之（著）：「ウチの子，発達障害かも？」と思ったら最初に読む本，永岡書店，2018.
3) 広瀬宏之（著）：発達障害支援の実際 事例から学ぶダイアローグのコツ，岩崎学術出版社，2020.
4) 本田秀夫（著）：発達障害 生きづらさを抱える少数派の「種族」たち，SB クリエイティブ，2018.
5) 岩永竜一郎（著）：自閉症スペクトラムの子どもの感覚・運動の問題への対処法，東京書籍，2014.

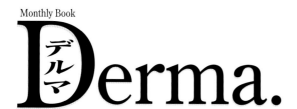

Monthly Book

Derma.

好 評

No.294

"顔の赤み"
鑑別・治療アトラス

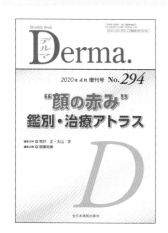

2020 年 4 月 増刊号
●編集企画：関東 裕美
（東邦大学医療センター大森病院臨床教授）
●定価（本体価格 5,800 円＋税）　●B5 判　●276 ページ

"顔の赤み" の鑑別・治療をまとめた実践書！
アトピー性皮膚炎、酒皶、皮膚感染症、膠原病などの皮膚疾患に伴うものや、日用品や治療薬が原因で生じているもの、悪性腫瘍が背景に存在しているものなど、多種多様な原因が考えられる "顔の赤み"。
他疾患と見間違えないための鑑別診断の要旨をわかりやすく解説し、さらにそれぞれの原因に応じた治療の実際についても詳述！
多数の症例報告から学べる必読の一書です！！

（株）全日本病院出版会　www.zenniti.com

〒 113-0033　東京都文京区本郷 3-16-4　　電話（03）5689-5989　　FAX（03）5689-8030

MB Derma, 301：26-32, 2020.

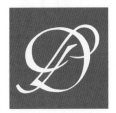

◆特集／こころと皮膚

皮膚疾患に対する心身医学的アプローチ： アトピー性皮膚炎

堀　仁子*

Key words：アトピー性皮膚炎(atopic dermatitis)，皮膚科心身医学(psychodermatology)，自己肯定感(self-esteem)，疾病負荷(disease burden)，心身医学的療法(psychosomatic therapy)，皮膚科心身症(psychocutaneous diseases)

Abstract　アトピー性皮膚炎(AD)は，瘙痒を伴い，慢性の経過をとることが多く，露出部にも皮疹が出現するため QOL を低下させ，心理面に与える影響は大きい．日本人の思春期～20 歳代の若者は，諸外国と比較し自己肯定感が低いという背景があることを理解したうえで，心理社会的に影響を受けやすい AD 患者を診察する必要がある．
　痒みや身体的症状だけでなく心理面や QOL に配慮し，個々の疾病負荷に対応する心身医学的療法は，患者の自己肯定感，セルフケアへのモチベーション，診療満足度向上につながる．
　「皮膚を診て，こころも診る」心身医学的療法は，AD の薬物療法の進歩とともに AD 治療を補完できうる．

はじめに

　皮膚科心身医学とは皮膚とこころを一緒に統合して診療する学問で，皮膚症状のみ診るのではなく，こころや QOL を含めて改善していこうとする医学の一分野である．

　アトピー性皮膚炎(AD)は，瘙痒を伴い，慢性の経過をとることが多く，露出部にも皮疹が出現するため QOL を低下させ，心理面に与える影響は大きい．

　そこで本稿では，AD における心身医学的問題を述べ，AD に対する心身医学的アプローチについて実際の症例を挙げて概説する．

自己肯定感

　自己肯定感とは，自分のあり方を積極的に評価できる感情，または自らの価値や存在意義を肯定できる感情のことをいう．

　内閣府が公表している「令和元年版子供・若者白書」に，日本と諸外国の若者の意識に関する調査結果が報告されている[1]．この調査は，日本と諸外国の若者の意識を比較することで，我が国の若者の意識の特徴および問題などを把握し，子ども・若者の育成支援に関する施策の参考とする目的で実施されている．2018 年に施行された調査の対象は，日本，韓国，米国，イギリス，ドイツ，フランス，スウェーデンの 7 か国に在住する 13～29 歳までの男女約 1,100 名ずつで，人生観や国家社会，職業，学校に関してインターネット調査が施行された．

　「自分自身に満足している」という設問に対して「そう思う」と答えた割合は，米国の若者で 57.9%と最も高く，7 か国中 6 番目のスウェーデンで 30.8%であった．これらに対し，「そう思う」と回答した日本の若者は 10.4% と，7 か国中最も低かった．また，日本の若者は諸外国の若者と比べて，「自分に長所がある」と感じている者の割合も 16.3% と最も低かった．日本では思春期の子どもおよび 20 歳代の若者は，諸外国と比べて自己肯定感が非常に低い背景が存在することを理解したう

* Masako MINAMI-HORI, 〒070-8610 旭川市金星町 1-1-65　市立旭川病院皮膚科，診療部長

えで，心理社会的に影響を受けやすい AD の子ども，若者を診察する必要がある.

疾病負荷（disease burden）

疾病負荷とは，経済的コスト，死亡率，疾病率で計算される特定の健康問題の指標のことをいうが，近年は AD の疾病負荷といった場合，症状とそれに伴う日常生活障害や精神的な負担のことを意味することが多い.

中原らは，2017 年 8 月に AD の疾病負荷と患者満足度に関して患者と医師にオンラインアンケート調査を実施したところ，患者の多くは疾病負荷を有しながらも，痒み・身体的症状に関すること以外，すなわち AD に起因して生じた不安感や精神的な症状，日常活動制限といった悩みを医師にほとんど伝えられていないことがわかった[2]. また，患者が治療に対して総合的に満足している割合は軽症患者においても半数以下と低く，医師自身も患者が診療に「非常に満足」あるいは「やや満足」していると思う割合は約 3 割のみにとどまった. 医師・患者ともに現状の AD 治療に対する満足度が高くないという結果のなかで，医師が自分の AD に関して理解度が高いと患者が感じるほど，治療薬に対する満足度が高い傾向が示された. この調査結果は，皮膚科医が痒みや皮疹といった皮膚症状にのみ対応するのでは AD 患者の期待に十分応えられていないことを表している. 身体症状のみではなく心理面や QOL に配慮し，個々の疾病負荷に対応していく診療法が心身医学的療法である.

皮膚科心身症

日本心身医学会によると心身症は，身体疾患の中で，その発症や経過に心理社会的な因子が密接に関与し，器質的ないし機能的障害が認められる病態をいう. ただし神経症やうつ病など，他の精神障害に伴う身体症状は除外すると定義されている.

心理社会的要因（仕事や試験など）が AD を悪化させることは日常診療でよく経験する. このように，ストレスが AD の皮膚症状に影響するのは狭義の皮膚科心身症に分類される. また，AD によって抑うつ，不安状態になる場合や，ステロイド忌避などの治療への不適応は，皮膚科心身症の二次性精神疾患に分類されている[3].

ストレスで皮疹が悪化しても，多くの場合は標準的治療で皮膚症状をコントロールできる. また，皮膚症状による二次的なストレスや苦痛も，皮疹や痒みが改善すれば軽快することが多い[4]. しかし，ストレス負荷により皮疹の増悪を繰り返す症例，ものごとのとらえ方に偏りがある症例，自己肯定感が極端に低い症例などに対しては AD の心理面への影響，患者の社会的背景，患者特性を把握し，AD に対する薬物療法，スキンケア指導に心身医学的療法を併用することでセルフケアへのモチベーション向上，ストレス対処法の習得などにつながる.

皮膚科心身症の治療アルゴリズムを図1に示す[5]. 心身症の診断の有無にかかわらず，日常診療の際には傾聴・受容・共感といった医療者側の態度が患者の不安を和らげ，診療に対する満足度を上げることは想像に難くない.

筆者は心理療法のなかでも認知行動療法，交流分析，解決志向短期療法（ブリーフサイコセラピー），グループ療法を積極的に施行している. 交流分析については山北の稿（pp.57〜64），ブリーフサイコセラピーについては清水の稿（pp.49〜55）に詳しい. 当科では交流分析の 1 つである TEGⅡを性格検査として施行している. 交流分析のスコアから患者が自分の強みを知る契機とし，ものごとのとらえ方や対人関係にストレスを感じやすい特性があるかを医師が把握することなどに活用している[6].

実際に皮膚科心身医学的アプローチを施行した AD の 2 例について紹介する.

＜症例1＞7歳，男児

現病歴：3 歳ごろから AD で近医皮膚科に通院していた. 約 1 か月前から顔面の皮疹が悪化し改善しないため，当科を受診した.

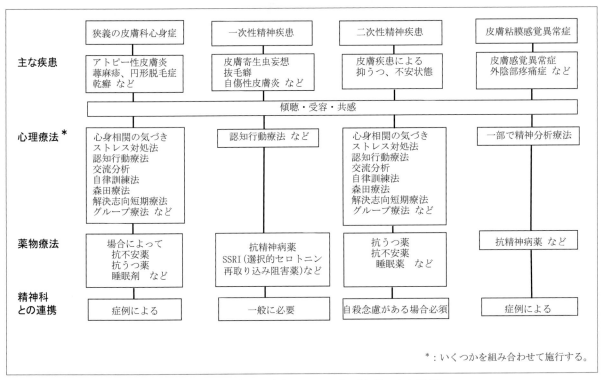

	狭義の皮膚科心身症	一次性精神疾患	二次性精神疾患	皮膚粘膜感覚異常症
主な疾患	アトピー性皮膚炎 蕁麻疹, 円形脱毛症 乾癬 など	皮膚寄生虫妄想 抜毛癖 自傷性皮膚炎 など	皮膚疾患による 抑うつ, 不安状態	皮膚感覚異常症 外陰部疼痛症 など
	傾聴・受容・共感			
心理療法 *	心身相関の気づき ストレス対処法 認知行動療法 交流分析 自律訓練法 森田療法 解決志向短期療法 グループ療法 など	認知行動療法 など	心身相関の気づき ストレス対処法 認知行動療法 交流分析 自律訓練法 森田療法 解決志向短期療法 グループ療法 など	一部で精神分析療法
薬物療法	場合によって 抗不安薬 抗うつ薬 睡眠剤 など	抗精神病薬 SSRI (選択的セロトニン 再取り込み阻害薬)など	抗うつ薬 抗不安薬 睡眠薬 など	抗精神病薬 など
精神科 との連携	症例による	一般に必要	自殺念慮がある場合必須	症例による

* : いくつかを組み合わせて施行する。

図 1. 皮膚科心身症の治療アルゴリズム(文献 5 から引用)

既往歴:特記すべきことなし

初診時現症:両眼周囲,額,鼻尖部,頬に不整形の大小不同の痂皮を付した浅いびらんが散在している(図2-a).両肘窩に軽度の苔癬化をみるが,体幹,四肢は乾燥をみるのみであった.

家族構成:母,兄,患児の 3 人家族

経過:臨床像から AD および嗜癖的掻破行動と診断した.抗ヒスタミン剤内服,顔面にストロングクラスのステロイド外用を開始した.皮膚症状は軽快したため,タクロリムス外用に変更した.しかし,その後も顔面にびらん,痂皮の出現を繰り返すため,前述の標準治療に加え,心身医学的療法を開始した.

1)母児分離面接(患児):小学生,特に低中学年の場合,同伴している保護者との会話が主体となることが多い.そこで,患児と 1 対 1 で会話ができる状況を設けた.ここでは,学校や友人,家族のこと,好きなこと,得意なことなどについて話題に挙げるように話を進めた.この面接で,兄や友人との関係は問題ないであろうと判断した.

2)母児分離面接(母親):患児の普段の様子を問うと,クロスカントリーを始めたところ顔の皮疹が悪化したので辞めさせた.小学校の担任の先生が厳格で,給食を完食しないといけない方針であること,野菜嫌いなこと,学校で嫌と言えないことなどを語られた.

3)患児への対応:患児には面接中,一度も掻破をしていなかったことをコンプリメントし,顔の痂皮を触りたくなったら,例えばジャグリングに挑戦するなど両手を使うことについて冗談を交えながら行動変換を提案した.

4)母親への対応:

i)患児が給食の際,苦手なものを完食しないといけないことが辛いようだと担任に相談してみることを勧めた.そして,家でも嫌いなものが少しでも食べられるようになったらコンプリメントし,徐々に摂取量を増やしていくことを目標にすることを勧めた.担任が快く思わない場合には,筆者が,患児の状況は心身相関による掻破行動(狭義の心身症)であること,学校とも協力し,不得手なことを克服しようとするプロセスを承認していきたいと考えている旨を担任にお話してみま

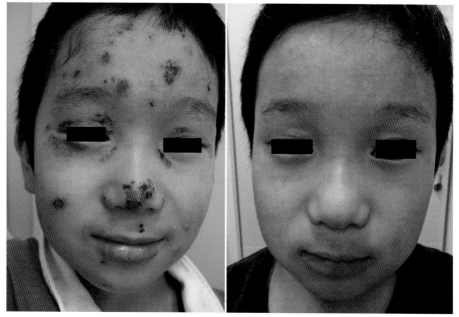

a．初診時　　　　　　　　b．心身医学療法導入後

図 2．症例 1：7 歳，男児

しょうと伝えた.

　ⅱ）次に，AD に罹患しているからクロスカントリーができない，AD があるから○○をしてはいけないという思考は，今後の人生の選択に影響を与える可能性があることを母親に伝えた．クロスカントリーは選択しなくとも，他にできることを増やすように導いてみてはと提案した．

　ⅲ）最後に，皮疹が悪化した際は薬物療法を強化して改善させるので心配ない旨を母親に説明し，母親が治療および主治医に対して不安感を持たないように配慮した．

　心身医学療法を導入後の臨床像を示す（図 2-b）．AD に対する薬物療法のみでは，再燃を繰り返していた皮疹が消失している．

　現在初診から約 3 年経過しているが，顔面，口唇に軽度の乾燥をみるのみで経過良好である．

　本症例は，野菜嫌いが問題なのではなく，自分の気持ちを他者に上手く伝えられないことで掻破行動が生じていることが問題であると考えた．学童，特に男児の場合，自分の気持ちを言葉で表現することが不得手であることが多い．皮膚症状をコントロールするのみではなく，診察中，自分の言葉で感情や意見を表出できるような会話（オー

プンクエスチョンなど）を心がけている．患児から発せられた言葉を傾聴しコンプリメントすることで，自己肯定感の増幅に努めている．

＜症例 2＞16 歳，男性

　現病歴：幼小児期から AD で小児科にて通院加療をしていた．高校に進学後，皮疹が悪化すると登校できないことが続くようになった．前医皮膚科で心理面も含めた診療を勧められ，当科を紹介された．

　既往歴：幼小児期に血液疾患で骨髄移植

　患者背景：高校生．父，母，兄，患者の 4 人家族．兄は進学のため別居しており 3 人暮らし．外用療法は母親が施行している．

　自室から出てこないと母親が食事を部屋の前に運んでいる．

　高校入学後，理系クラスを選択したかったが欠席が多く文系コースを選択した．

　初診時現症：顔面全体に淡紅色のびまん性紅斑をみるが，四肢に小豆大の痒疹結節を数か所みるのみで，体幹には湿疹病変はほとんどみなかった．

　初診時検査：IgE：8,946 IU/mL，TARC：409 pg/mL，初診時 EASI（Eczema Area and Severity Index）：3.3

TEG Ⅱ（交流分析）：CP（Critical Parent）：5，NP（Nurturing Parent）：13，A（Adult）：17，FC（Free Child）：8，AC（Adapted Child）：18

経過①：初診時，皮疹は母親による外用療法で落ち着いており，TARC も正常範囲内であったため抗ヒスタミン剤内服，ステロイドおよびタクロリムス外用，保湿剤外用による標準療法を開始し，以下の心身医学的療法を併用した．

1）交流分析の結果：A，AC が高く CP と FC が低かった．A が高いことから理知的で自分の意見は持っているものの，AC が高いので自分の意見を他人に伝えることが不得手であることが伺えた．CP が低いことから規則を守ることが不得手，FC が低いことから気分転換がうまくできていない傾向があることがわかった．

2）患者に対して：AD は自分の問題であり，手が届く部位には自分で外用してみることを勧めた．また患者には過去や現在の話ではなく，できるだけ意識が未来を向くような会話を心掛けた．

解決志向短期療法として，気分がすぐれないときや顔面に紅斑をみた際にも登校した日があったこと（例外探し），不本意ながら文系を選択したということだったが，文系で得意な数学を強みにすることも可能であることを伝えた（リフレーミング）．学祭のクラス責任者に同級生から選ばれたという話などを聞き，コンプリメントを心掛けた．

3）母親に対して：骨髄移植の既往があるので親は誰でも我が子を心配するでしょうと伝えた（ノーマライゼーション）．また交流分析の結果から，患者は理知的で自分の意見を持っていること，協調性があり，他人の意見を聞ける特性があることなど強みが多くあると話した．そこで，自分の意見を表出できるようにできるだけ本人を支持し，見守ること，皮膚やこころの調子が悪いと AD に関連づける思考になっているので，自己肯定感を増幅させるために学祭が終わったらそのプロセスを認め，褒めることを提案した．思春期は心理的に不安定な時期であることが多いので，自己承認，他人からの承認を経て自立に持っていく

ことが保護者と医療者のゴールであることを確認した．

経過②：気温が上昇するようになった夏，入浴，外用療法をしないまま就寝した直後から皮疹が増悪した（図 3-a）．皮疹の重症度スコアが EASI：22.6，IGA：4，BSA：60 になったこと，外用できる部位には自分で外用していたにもかかわらず急激に悪化したこと，進学後は一人暮らしになる可能性が高いことも踏まえ，デュピルマブを導入することとした．デュピルマブ導入後，皮疹は順調に改善し，開始 8 週後，10 週後には掻破痕はなくなり，医師からみた重症度スコア（EASI，IGA，BSA）も低下した．しかし，患者の痒み評価である NRS（numerical rating scale）は下がりきらなかった（図 3-b, c）．デュピルマブ開始 14 週後，NRS が 2 まで低下した．また，皮疹の改善に伴い登校できる日が増えていき，現在はほぼ休まずに登校し，修学旅行も楽しく参加できたと報告があった．

心身医学的療法開始後に患者が変化した点は，頭皮と背部以外は自分で外用するようになった．登校できるようになったことで規則正しい生活になった．昨年と比べて勉強への取り組みが積極的になった．試験後は自宅で映画をみてリラックスしているなどが挙げられる．

本症例は，生物学的製剤の投与によって皮疹は改善し登校できるようになったため，表面上の問題は解決したかのようにみえる．しかし，今後皮膚症状が悪化した際，あるいは高校卒業後何らかの問題に遭遇した際に，AD に関連づけることなく，自ら困難に立ち向かおうとする力を育むことがより重要と考えている．高校卒業後までの間，患者にはセルフケアを励行しながら母親からの自立を，母親には今までの子育てを労いつつ，子離れができるように心身医学的療法を継続してく予定である．

本症例は，皮膚症状が改善することで心理的負荷は軽減されたが，親の過干渉が自立を妨げているのが問題であると考えた．特に患者は理知的で

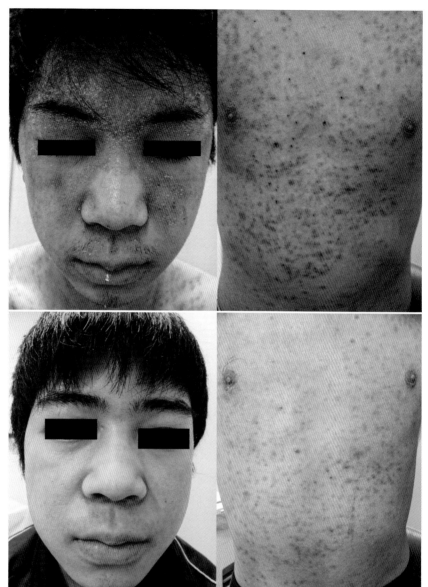

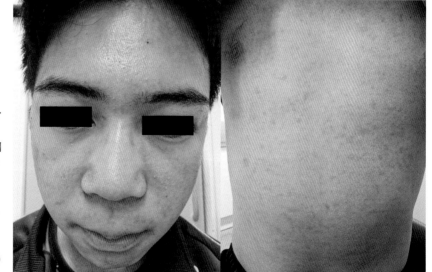

$\dfrac{\text{a}}{\text{b}}$
c

図 3.
症例2:16歳,男性.デュピルマ
ブ開始後の経過
　　a:増悪時.デュピルマブ開
　　　始前(EASI:22.6, IGA:
　　　4, BSA:60, NRS:8)
　　b:8週間後(EASI:4.4,
　　　IGA:2, BSA:10, NRS:
　　　8)
　　c:10週間後(EASI:2.0,
　　　IGA:1, BSA:3, NRS:5)

自分の考えを持っているが，自己主張が不得手な特性なので，自己肯定感を上げ，自己を表出する機会を設けるようにすることを心がけている．

このように医師の皮疹の評価と患者自身の評価が解離する場合，心理的影響が強い可能性を考え心理社会的背景や患者特性に配慮し，心身医学的療法を積極的に行うことを勧めたい．

「管理主導主義」タイプの養育者は育児に懸命な分，思春期を迎えアイデンティティを確立していく子どもにストレスを感じていることも多い．ときに母親のみで診察室に入ってもらい母親の訴えを傾聴し，今までの子育てを労うことで，母親自身が自己肯定し，自分の未来にも希望を持つように解決志向短期療法などの心理療法を施行し，患者が自立するときに備えている．

おわりに

AD に関連づけられる望ましくない経験を積み重ねることで，患者の疾病負荷が大きくなる．AD があるからできないという思考ではなく，AD があってもできるという経験を積み重ねること，周りに自分を承認する人がいることで自己肯定感

を増幅することが可能となる．

「皮膚を診て，こころも診る」心身医学的療法は，AD の薬物療法の進歩とともに AD 治療を補完できうるものと考えている．

文　献

1) 内閣府：日本の若者意識の現状〜国際比較からみえてくるもの〜．子供・若者白書 令和元年版，2019.
2) 中原剛士，藤田浩之，有馬和彦ほか：アトピー性皮膚炎における疾病負荷と治療満足度に対する患者と医師の認識の相違―オンラインアンケート調査より．日皮会誌，**128**(13)：2843-2855, 2018.
3) Koo JYM, Do JH, Lee CS：Psychodermatology. *J Am Acad Dermatol*, **43**：848-853, 2000.
4) 安藤哲也：【心身症からみる皮膚疾患―実際の対応法まで―】心療内科医からみた皮膚科心身症．*MB Derma*, **182**：59-64, 2011.
5) 堀　仁子，井川哲子，本間　大ほか：旭川医科大学における皮膚科心身医学療法の取り組み．臨皮，**72**(6)：457-461, 2018.
6) 堀　仁子，山本明美：皮膚科診療における性格検査(新版 TEGⅡ)の活用法．臨皮，**72**(8)：568-573, 2018.

MB Derma, **301** : 33-39, 2020.

◆特集／こころと皮膚

皮膚疾患に対する心身医学的アプローチ：脱毛症

植木理恵*

Key words：トリコチロマニア(trichotillomania)，女性のびまん性脱毛症(female diffuse hair loss)，円形脱毛症(alopecia areata)，男性型脱毛症(androgenetic alopecia)，患者会(patient's group)

Abstract 脱毛症は容貌の変化をもたらし，あるべきものがないという喪失感は劣等感につながり，「こころ」に変調をきたすことが少なくない．また，「こころ」の変調が脱毛症状を引き起こすこともある．脱毛の原因を知り，「こころ」の変調が生じ得ることを理解して診療することは，長期間に及ぶことが多い，脱毛症診療では重要であると考える．筆者の経験症例の紹介を中心に「こころのケア」を考えてみたい．

はじめに

毛には外的な衝撃や紫外線，ほこり，寒さなどから体を守る役割とともに，頭髪は衣服に覆われずに露出しているので，ヒトの印象に大きな影響を与える社会的役割もある．

髪型が思ったように決まらないと，その日は1日気持ちが晴れなかったり，気持ちを切り替えるときに髪を切ったり，髪型や髪色を変えるなど，自己表現の場として重要である．また，「髪は女性の命」と長らく日本では言われていることや，宗教によっては女性は人前では髪を隠すなど，髪には性的な役割が与えられていたり，出家に際して髪を剃ったり，切ったりして俗世から離れたことを表すなど，精神性の象徴のようにも扱われている．

脱毛症は先天性脱毛症，後天性脱毛症に大別され，すべての年代で性別を問わず生じ得る．自己表現の場であり，他者からの評価を受ける髪を失うことによる「こころ」への影響は，年代や性別，脱毛の原因によっても異なる．一方，「こころ」の

不調によって髪を失うこともある．

様々な脱毛症の「こころ」との関連について，実例を紹介しながら考えてみたい．

先天性脱毛症

出生時から発毛していない場合だけでなく，2歳くらいまでに脱毛し，2回目の成長期が始まらない場合も先天性脱毛症に含まれる．毛髪の異常（縮毛，乏毛，連珠毛など）だけを認める非症候性遺伝性毛髪疾患と，外胚葉系異常（口唇口蓋裂，乏歯症，乏汗症，掌蹠角化症，骨形成異常など）を伴う症候性遺伝性毛髪疾患（ネザートン症候群など）が存在する．乏毛症・縮毛症は遺伝子研究が進んでいるものの，治療には至ってない．また，ビタミンD依存性クル病Ⅱ型やMenkes-kinky hair症候群のような代謝異常に伴う脱毛症や，胎生期の皮膚の分化障害による限局性皮膚欠損症による脱毛もある．

【「こころ」のケア】

改善しない疾患がほとんどであり，病児と家族のケアが必要である．毛髪の変化に劣等感を抱かせないように，患児の成長に応じて病気について理解できるように説明する．他者との関わりが出てくる3歳くらいからは，髪の変化に関心を示す

* Rie UEKI，〒136-0075 東京都江東区新砂3-3-20 順天堂大学医学部附属順天堂東京江東高齢者医療センター皮膚科，教授

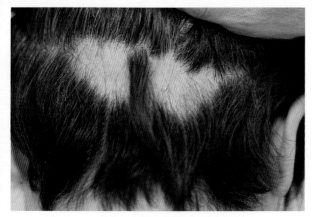

図 1. 多発型円形脱毛症

同年代との関わりのなかで「こころ」が傷つくこともあるので、患児に関わる周囲の疾患の理解が重要である。また、家族は治らない病気を持った子どもとの関わりに精神的に強く動揺することがあるので、不安を傾聴し、ネグレクトなどの虐待が起きないように気を配ったり、同じ疾患の当事者や家族との交流（ピアサポート）を紹介するとよい。家族が適応障害を生じることもあるので、保護者への精神的な支援も、患児の健全な成長に重要と考える。

後天性脱毛症

1．円形脱毛症（図1）

10歳代〜20歳代に初発することが多いとされる、多因子遺伝性疾患である。精神的ストレスが原因と一般には広く知られているが、現在までに、精神的ストレスと円形脱毛症の関連は明らかにはなっておらず、円形脱毛症の病態は毛包組織の免疫寛容の破綻による自己免疫性疾患との考えが主流で、精神的ストレスは免疫の変調をきたす誘因の1つではないかと考えられている。精神的ストレスの関与については、AA毛包周囲のneuropeptideの存在や、ストレスホルモンであるコルチコトロピン放出ホルモン（CRH）と毛組織の関与が示唆され、精神的ストレスによる毛組織のIP破綻の可能性も考えられている。

症状はコイン大の脱毛斑が1か所の単発型、数か所の多発型が多く、頭全体が抜ける全頭型、眉毛や睫毛、体毛も抜ける汎発型、生え際が帯状に抜ける蛇行型などがある。広範囲脱毛症では急速に髪が脱落し、頭髪や眉毛、睫毛などの頭髪外脱毛も生じ、容貌が著しく変化する。自毛で隠れるほどの脱毛症状でも、全部髪が抜ける夢をみたり、日常の行動が消極的になったりする症例は多くみられる。円形脱毛症によって、状態不安や抑うつ傾向が高まることが知られており[1]、「心の変調」の発症への関与は不明瞭だが、発症後には多くの症例において大きな問題と考えられる。

＜症例1＞

20歳代、女性、全頭型脱毛症、職業は幼稚園の先生。今一番困っていることを尋ねたら、「ジェットコースターには乗れたけど、ウィッグが取れるのが心配で、子どもたちにでんぐり返しを教えられないこと。」と答えた。ウィッグを使用しているものの、積極的に生活している患者。「なるほど、ウィッグが取れたら病気が知られて嫌だし、子どもたちもショックを受けるかもしれないから困りますね。他の先生に代わってもらえればいいですね。」と返答したら、「ほかの先生に代わってもらうために、理由を話さないといけないじゃないですか。」という、ウィッグが脱げたときの心配ではなく、周囲への告白が問題だった。

＜症例2＞

小6の冬に多発型円形脱毛症になった男児は、恥ずかしさから学校へ行けなくなり、中1の入学式以降、完全に不登校になり家に引きこもっていた。中2のころに母親に連れられて受診したときは、自毛では隠しきれない範囲の脱毛斑が多発し、質問すると無声音でひそひそと返事をした。日常生活ではほとんど外出せず、小児精神科への継続的な通院はできないでいたが、皮膚科の診察には3か月おきに母親と定期的に通院していた。昼夜逆転はなく、自分で朝8時に起床して、投与した薬（抗アレルギー薬とストロングクラスのステロイド外用薬）をきちんと自己管理し、入浴などの清潔管理もできていて、診察のたびに関心していた。中学卒業後は、高校に進学せずに引き続き自宅に引きこもっていたが、義務教育の年代で

はなくなったせいか，少し雰囲気が明るくなり，徐々に発毛が改善し，高校に進学していれば卒業する年になったときには，一人で通院するようになった．19歳で兄の職場で働き始めてからは，徐々に普通の声で話せるようになり，診察を始めて6年目にして初めて本当の声を聴くことができた．通学していることが当たり前の年齢の間は，学校へ行っていない自分への失望や，葛藤が強かったと考えられ，学校制度：世間の規範の1つ，から解放されたタイミングで脱毛斑が完全になくなった．半年後に2cm大の脱毛斑が数個再発したが，生活を変えることなく，仕事を続けながら落ちついて治療を再開し，再発は早期に症状が軽快した．

円形脱毛症の発症を契機に引きこもってしまう症例や家族に暴力を振るう症例などに対しては，精神科への受診を勧める．思春期〜青年期の患者では，自暴自棄となり，自己や他者を傷つけてしまう可能性もあり得る．髪が抜けることは，生きていることに絶望を感じるほど深い傷となり得ることを忘れないで接してほしい．

【「こころ」のケア】

治療は診療ガイドライン[2]を参考に進めていくが，難治性で繰り返すことが多いため，多くの方が病気とともに人生を歩むこととなり，長期間の病気疲れも生じる．診察に際し最も重要なことは病態や治療の説明である．広範囲に脱毛している場合，広く知られている円形脱毛症とは異なる症状であるために，何が自分の体に起きているのか，不安が膨らんでいる患者が多い．完治する治療がまだ存在しないことも説明する．発症当初から脱毛症状を受け入れられる患者は多くないが，患者が「円形脱毛症が治ったら，○○をやりたい」と言うときには，「円形脱毛症でも○○をやれるように，一緒に工夫を考えよう」と，症状のために活動を制限しなくてよいことや，円形脱毛症が治っていなくても自分らしさを失わない生活をおくってほしいことを伝えるようにしている．診察では，どんなことが大きな不安やストレスなのか

を傾聴する．例えば，「学校でいじめられないか」，「恥ずかしくて友達に会いたくない」，「ウィッグがばれたらどうしよう」，「親が治療に一生懸命だが，治らなくて申し訳ない」，「友人に病気を隠していて苦しい」，「どうやって病気を告白しよう」，「病気を伝えたら恋人に嫌われるのではないか」，「病気であることを知られたくなくて，行動が消極的になり，自分らしく生きられていない」，「30年前に発症したときのお風呂の排水溝が髪で真っ黒な光景が今でもフラッシュバックする」などトラウマを生じている場合もある．睡眠や食欲，他の身体状態の変化（胃腸症状，めまい，頭痛，倦怠感，生理不順など），今までできていたのに，できなくなったことなど患者とコミュニケーションがとれる状況を作り，聞いていくようにする．

筆者は10年来，円形脱毛症の患者会（日本円形脱毛症コミュニケーション：通称JAAC）の活動に関わってきた．病院に通院していない方も多いので，円形脱毛症患者ではなく当事者の皆さんと呼んでいる．交流会では，「髪が生えると嬉しいけれど，また抜けるとつらいので，治療は受けていない．」という考えや，「死なない病気だから，カツラをかぶればいいじゃないかと簡単に言われたくない．」，「肉体は死なないのだろうが，精神が死んで，社会から抹殺された気持ちになる．」などの話を伺うことが多い．髪が病気で脱毛することは器官喪失感を生じ，自己肯定感が低下すると考えられる[3]．適応障害からうつ状態になる場合もある．また，交流会で必ず話題に上るのが，職場や同級生に円形脱毛症を告白しているのか，どうやって告げたのか，黙っていてもよいのかという，病気の周囲への告知に関することである．参加した当事者からは，病気を告げている人が心が強いというわけではないし，心が強いことが偉いわけでもないこと，自分が一番楽に過ごせるように決めればよいことなどが語られる．交流会に参加することは病気を告白することになるため，参加できる当事者は少数ではあるが，交流会に参加した当事者や家族から「心にため込んでいたものを吐き出

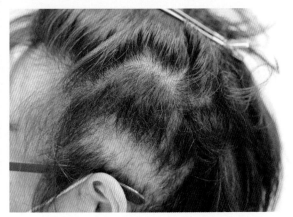

図 2. 34 歳, 女性. アトピー性皮膚炎と
トリコチロマニアの併発例

すことができて, 楽になった.」とか,「一緒に泣い
てくれる, 理解してくれる人たちがいることがわ
かり, 安心できた.」など, 患者会は医療従事者だ
けでは果たせない, ピアサポートの役目を果たし
ていると考える. また, 当事者と保護者や家族の
円形脱毛症のとらえ方は同じではないので, 小児
期に発症した成人の当事者と話した保護者が, 安
心したり, 気づきがあったりする. 診察の場でも,
特に自分の考えを言葉にできない小児患者では,
親の話ばかりではなく, 少しずつでも子どもなり
の病気に対する考えを聴くように心がける.

2. トリコチロマニア(抜毛癖)

　国際疾病分類では習慣および衝動障害に分類さ
れる精神疾患である. 幼児期, 思春期に多く, 稀
に成人発症例もある. 幼児期では性差なく, 爪噛
みと同様な神経習癖と考えられ, 自然治癒が多
い. 学童期から思春期にかけては女児に多く発症
し, 家庭内の心理的ストレス, 特に母親との関係
のゆがみが原因になることが多いと知られてい
る. なかには自閉症や思春期以降の発症では, 統
合失調症などの精神病が隠れていることがあるの
で, 診断は慎重を要し, 精神科との連携に躊躇し
てはいけない.

　診断は, 脱毛部位の髪をダーモスコープを用い
て, 頭髪を観察することが重要である. 易抜毛性
は認めないことが多く, 牽引されて割けた髪(lon-
gitudinally split short hair)や, 引っ張られて切れ
た先端がカールしている細い髪(coiled fractured

hairs)がみられる. また, 円形脱毛症で観察され
る感嘆符毛や折れ毛, 黄点は観察されない. 抜く
ときは, 1 本 1 本毛根から抜くこともあるが, 髪
をまとめてつかんで抜いたり, 激しく頭皮を引っ
掻いて抜いたりする. アトピー性皮膚炎などの痒
みの強い皮膚疾患が頭部にできたことを契機に頭
皮を強く掻いたり, 髪をむしる行動が習慣化され
ることもある(図 2).

　読者の皆さんも様々な経験があると思うが, 以
下に 3 例紹介する.

<症例 1>

　高校 1 年生の女子. 全頭が薄くなっていると,
両親が付き添って受診. 完全脱毛斑は存在せず,
特に前頭部と頭頂部に, びまん性に切れ毛が多数
みられた. 感嘆符毛などの円形脱毛症に特徴的な
髪は存在しなかった. 本人に向かって, 学校で髪
のことを言われたり, 困っていることはないかと
質問したところ, 都内有数の中高一貫校の高校 1
年生なので, 友人関係には変わりなく, 特に学校
生活で困っていることはないと, 母親が答えた.
洗髪時に強く掻いていないかと尋ねたところ, 母
親が風呂場に入って洗っていて, 前医からの外用
薬も母親が塗っていた. 本人に質問の回答を促す
と, 自分の言葉で回答できた. 母親の過干渉がト
リコチロマニアの発症契機であると考えた. 診察
の間中, 母親がずーっと話している一方で, 父親
が発言することはなかったが, 高校生だから, 自
分のことは自分でできるしっかりしたお嬢さんで
すよねと同意を求めるようにした. 洗髪や薬の管
理を本人に任せることを提案したところ, 本人は
できると言ったが, 母親は妹に比べると何にもで
きないと言って反対し, 2 回目の受診まで母親の
介入は止まらなかった. 2 回目の受診時に, 本人
から, 自分で洗髪も薬の管理もできると再度発言
があり, その後は母親が洗髪することはなくな
り, 毛量は改善している.

<症例 2>

　8 歳, 女児. 祖母に連れられ, トリコチロマニ
アが改善しないため受診した. 家族構成は両親と

兄の4人家族だったが，2か月前に母親が他の男性と失踪し，九州に住む父親の両親（女児にとっては祖父母）が急遽同居して子どもの世話をすることになっていた．祖父は女児に厳しく将棋を教えていて，たびたび怒られていて辛そうだと祖母が話した．祖母は，東京暮らしが合わなくて，早く九州に帰りたいと女児に愚痴をこぼしている様子だった．女児は全く声を発しなかったが，質問には首を動かして目を逸らさないでイエス・ノーは答えてくれた．母親が失踪したことに対する，憤りや自責の念（自分が悪い子だからお母さんがいなくなったなど）とともに，祖父母との同居もストレスになっていると考えた．ヒドロキシジン内服を開始し，しばらくの間は祖母の愚痴を聞くような外来診察が続いた．女児の抜毛は改善せず，慣れない東京生活で祖母のメンタルストレスも強い様子だったので，精神科への受診を勧めた．精神科では三環系抗うつ薬が頓用で処方された．精神科に受診後は，次第に祖母の愚痴が減り，九州に女児と一緒に帰省して楽しかった話をされたり，父親が受診に付き添うことも増え，抜毛は2年後には改善した．

＜症例3＞

12歳，男子．急に頭頂部が脱毛し，改善しないと他県の山間部の村の診療所の紹介で受診した．切れ毛が多数みられ，易抜毛性を伴わない不整形な不完全脱毛斑が1か所存在した．トリコチロマニアを疑い，生活上の変化を聞いたところ，学校でポートボールのキャプテンになり，村中の人から「がんばれ！」と声をかけられるようになったとのことだった．住んでいる地域の人々は皆生まれたときからの知り合いという閉鎖された社会環境にいた．逃れ難い，地域からの過干渉が原因であると考え，ヒドロキシジン内服と，ポートボールのキャプテンの大変さを話してもらったり，労ったりした．半年後に中学生になり，抜毛は治まった．ポートボールのキャプテンから解放されたことに加え，中学校は近隣の2つの村からも通学して来て，新しい友人関係を築き，狭い社会から解

放されたことが治癒を促したと考えた．なお，同じ村から2年後にも女児のトリコチロマニアが紹介受診した．

【「こころ」のケア】

三環系抗うつ薬や選択的セロトニン再取り込み阻害薬，ヒドロキシジンなどの薬物療法も試みられているが，心身症であり，心のケアが治療の主である．長年，抜毛行動がやめられないと，毛根が傷つき非可逆性の瘢痕性脱毛症に進展してしまうため，早く介入して抜毛行動が止まるようにすべきである．また，精神的な問題が潜在している場合が多いので，顕在化させて解決することが，自己を傷つける大きな衝動行動の防御になり得，QOLの改善にも関わると考えられる．家族関係や学校生活などを丁寧に聞き出したり，どのようなときに抜いているのかなどのセルフ・モニタリングや，ボールを握るなど他の行動に抜毛行動をすり替えるハビットリバーサルトレーニングなどが取り入れやすい．

人間関係を主とした生活環境が原因で引き起こされる心身症であるので，患者本人の治療とともに，関係する環境の改善にも取り組むのが望ましい．精神科医や心理療法士・学校カウンセラーなどと連携することも重要である．

3．女性のびまん性脱毛症

女性の頭髪がびまん性に脱毛する場合，加齢，多毛症を伴う男性ホルモンの関与による脱毛（多嚢胞性卵巣症候群，男性ホルモン産生腫瘍など），全身疾患に関連した脱毛（貧血，甲状腺機能異常，コントロール不良の糖尿病，全身性エリテマトーデスなどの膠原病など），医原性休止期脱毛症（薬剤性，放射線治療など），皮膚疾患続発性脱毛症，その他の休止期脱毛症（出産後脱毛症，原因不明）を鑑別していく．

原因が特定できない場合は，体質によるびまん性脱毛が最も考えられる．

10歳代〜90歳代まで，いわゆる薄毛の訴えで受診する．いずれの年代でも自己肯定感が低下し，自信喪失を訴える．特に更年期に脱毛数の増加や

毛量の低下（髪が細くなる），髪質の変化（うねり毛の増加など）などを自覚するようになり，更年期症候群の一症状とも考えられ，心身の不調をきたすことも少なくない．特に脱毛の訴えとともに，髪の分け目を変えると痛くて元に戻すとか，髪が引っ張られているような痛みがあるなどの頭皮痛の訴えがしばしばみられ，telogen effluvium with dysesthesia と呼ばれる現象があり，睡眠不足や精神的ストレスによる自律神経障害やビタミン欠乏などとの関連[4]がわかってきた．

更年期のびまん性脱毛症のほとんどが年齢による変化で，病的ではないが，更年期女性はストレス因子[5]である，健康不安（若さの喪失），解決困難な家族の問題を脱毛にすり替えて訴えることもある．

＜症例1＞

58歳，閉経後女性．脱毛数が徐々に増加して，頭皮に赤みや痛み，地肌が目立つようになったとの訴えで受診．易抜毛性はなく，脱毛を起こす全身疾患はなく，加齢現象と考えた．塩化カルプロニウム外用，加味逍遥散内服を開始し，希望により他院でメソセラピーを受けた時期もあったが，症状に変化なく，経過観察していた．2年ほどした診察で，夫は単身赴任で義母と二人暮らしをしていること，夫を心配させまいと思って自分が脱毛症で悩んでいることを，つらさが増してきたので思い切って話したら，とても心配してくれて，いろいろと調べて，市販の果物から成分を抽出した育毛剤を買って送ってくれた．使い始めたら調子がよいと，嬉しそうに報告された．夫が選んだ育毛剤の使用後は密度や髪質の変化が顕著ではなかったものの，家を守っているストレスを夫が理解してくれたことで，更年期後の健康不安や家族のストレスが和らぎ，脱毛の訴えが減少したと考えた．

＜症例2＞

38歳，女性．頭皮の痛みやべたつき，抜け毛の訴えで受診．髪は細めだが，密度低下はなかった．頭皮は oily でフケや淡い紅斑が部分的に存在し，両側頭部に多発性毛包炎が存在した．前医から毛包炎の治療でミノサイクリンの内服が処方されていた．特に全身性疾患や生理不順は存在しなかった．洗髪方法や睡眠など日常のケアや生活で困っていることなどを尋ねたところ，食生活の偏りや頭皮に触らないで髪だけ洗っていること，睡眠時間が短いこと，下痢症で通勤時に毎日困っていることなどがわかった．自律神経失調を生じている，慢性休止期脱毛に伴う dysesthesia，多発性毛包炎と考えた．頭皮も洗うように指導し，バランスのよい食事や睡眠時間の確保をアドバイスし，徐々に毛包炎が減少してきたが，ミノサイクリンを中止すると再燃を繰り返していた．診察時はいつもイライラし，まくしたてるような口調で2年ほど毛量は変わらず過ごしていたところ，軽度の腸閉塞を発症した．内科医から抗生剤の内服を中止するように指導され，野菜や乳酸菌の摂取など，食事の改善に積極的に取り組むようになり，頭皮の皮脂が軽減して毛包炎は減少し，頭皮痛も軽快した．投薬は毛包炎治療と生活や頭皮ケアのアドバイスだけだったが，脱毛の訴えはなくなった．もっと積極的に過敏性腸症候群と考えられた下痢症の治療に取り組むべきだったと考えた．

【「こころ」のケア】

女性のびまん性脱毛症患者には若いころは髪が多いことが自慢だった方も多く，毛量の低下は自信喪失につながる．また，10歳代後半～20歳代の若年層では，友人から指摘を受け，生活が毛髪に囚われてしまうこともある．

気にしすぎと一蹴しないで，まずは不定愁訴であっても悩みとして受け止める．傾聴することで患者は安心して，さらに悩みの本質（薄毛を悩むに至った真の悩み）を訴えてくることもある．なかには，皮膚科では対処できない（例：家庭内暴力，職場でのハラスメントなど）ような出来事が患者から語られることもあるので，適切な施設などの情報もソーシャルワーカーなどから得ておくとよい．

加齢による体の変化を受け入れるように誘導し

ながら，社会環境のストレスの軽減をはかり，信用できるエビデンスのある治療を施していくことを心がけて女性のびまん性脱毛症診療に臨むと，患者の毛髪に執着していた「こころ」がほどけてくる．

4．男性型脱毛症

男性型脱毛症で「こころ」のケアが必要な場合は少ないが，10歳代後半～20歳代前半の青年層では，友人から指摘されて以来，階段教室では一番後ろにしか座れなくなり，公共の乗り物では座れなくなった大学生など，脱毛を契機に「こころ」のケアを要する場合が見受けられる．「こころ」のケアが必要な症例の多くは，男性型脱毛症の症状が軽微で，内服治療を実施しても毛量にさほどの変化が生じない．そのため，脱毛症の治療薬を使用しても訴えが改善することが望めない場合が多い．

また，中央省庁で働く国家公務員で，服装はスーツにネクタイ着用の30歳の男性が，「僕はLGBTです．女の子でいたいから，禿げたら困るんです．」と相談に来たことがあった．仕事柄，カモフラージュが難しいとのことで，このように悩むこともあるのだと思い知らされた．

ウィッグの使用や植毛術の選択肢があることも提示しながら，悪化させない頭皮頭髪ケアや食事の改善など，薬物治療以外の提案もしていく．

さいごに

読者の皆さんも経験している脱毛症患者に生じている「こころ」の変化を，筆者の経験も共有していただき，診察に役立てていただければ幸いである．

文　献

1) 羽白　誠：【脱毛をきたした患者のトータルケア】脱毛をきたした患者に生じた不安・抑うつへのケア—心療皮膚科の立場から. *MB Derma*, **225**：45-52, 2014.
2) 日本皮膚科学会円形脱毛症ガイドライン作成委員会：日本皮膚科学会円形脱毛症診療ガイドライン2017年版. 日皮会誌, **127**(13)：2741-2762, 2017.
3) 中島荘吉：子どもの「かつら」と患者の心理—QOLを考える—. 日小皮会誌, **18**：7-14, 1999.
4) Daly T, Daly K：Telogen Effluvium with Dysesthesia(TED)Has Lower B12 Levels and May Respond to B12 Supplementation. *J Drugs Dermatol*, **17**：1236-1240, 2018.
5) 檜垣祐子：【皮膚科女性外来の実践】更年期女性の皮膚トラブルと不定愁訴. *MB Derma*, **273**：71-76, 2018.

MB Derma, 301：40-48, 2020.

◆特集／こころと皮膚

皮膚疾患に対する心身医学的アプローチ：乾癬

大久保ゆかり*

Key words：乾癬(psoriasis)，生活の質(quality of life；QOL)，うつ(depression)，不安(anxiety)，乾癬患者会(psoriasis patients' support association)

Abstract 乾癬は慢性難治性の炎症性皮膚疾患である．そのため乾癬患者のquality of life (QOL)は低下しており，治療に対する満足度は高くない．このQOLの低下がうつ状態や不安に強く影響している．このような精神障害により日常生活や仕事などの社会機能の低下をもたらし，治療アドヒアランスの低下，症状の悪化につながる．皮膚の重症度が低くてもQOLや精神健康度が低下している乾癬患者が多く存在している．日常診療においては，現在の治療満足度や日常生活への支障の程度，精神的健康度，治療の負担などを具体的に患者に質問し，患者とともに考え，治療を選択し，治療ゴールを設定することが重要である．また乾癬患者会への参加は，ともに乾癬を乗り越える仲間の存在が心の支えとなり，正しい疾患知識を得る場としても大きな役割を果たしている．

はじめに

尋常性乾癬(psoriasis vulgaris；PsO)は炎症性角化症に分類される慢性炎症性皮膚疾患の1つであり，経過中に軽快・増悪を繰り返し，治療に難渋する症例も少なくない．そのため，乾癬患者のquality of life(QOL)は著しく障害されていることが国内外の報告で明らかにされている[1)2)]．このQOLの低下はうつや不安に強く影響していると考えられており，乾癬患者の約2割はうつ状態と国内外で報告されている[2)]．

2014年，世界保健機関(WHO)は総会において，乾癬が「慢性非伝染性の，苦痛で，外観を損ない，機能障害をもたらす，完治しない疾患」として認めるという決議を採択した．さらに乾癬による心理社会的負担，多くの乾癬患者が疾患認知や利用可能な治療がないことにより苦しんでいることも認められた．これは患者にとって歴史的な日となった．したがって乾癬の治療にあたり，医師は

その皮膚の重症度だけでなく，個々の患者のQOLや心身医学的因子を考慮した治療の選択が必要である．

乾癬患者のQOLは障害されている

乾癬患者友の会によるアンケートによれば，患者が乾癬で困っていることは，「鱗屑の量」，「痒み」，「関節の痛み」などの直接的な症状に加えて，「皮疹が目立ち，他人の視線が気になる」，「人と会うことに消極的になる」などの社会的活動障害や心理的要因も関与している．

QOLの評価尺度(健康関連QOL；Health related QOL)のうち，疾患非特異的な包括的尺度であるSF-36(Short-Form 36)による調査において，乾癬患者のQOLは身体的には高血圧，心筋梗塞，慢性肺疾患よりも低下し，精神的には糖尿病，心不全，癌よりも低下していることが明らかになっている(表1)[1)]．皮膚疾患特異的なQOL尺度であるSkindex-16では，「皮膚症状の見た目が気になる」などの「感情」の尺度が最も障害され，「皮膚症状のため日常生活に支障がある」などの

* Yukari OKUBO，〒160-0023 東京都新宿区西新宿6-7-1 東京医科大学皮膚科学分野，教授

表 1. SF-36 を用いた乾癬の QOL（文献 1 より）

	症例数	身体的項目 (summary score)		精神的項目 (summary score)	
		平均(SD)	順位	Mean(SD)	順位
健康成人	468	55.26(5.10)	1	53.43(6.33)	1
高血圧	2,089	44.31(10.76)	5	52.22(9.28)	2
2 型糖尿病	541	41.52(11.27)	9	51.90(9.55)	3
心筋梗塞	107	42.64(10.02)	7	51.67(8.19)	4
心不全	216	34.50(12.08)	11	50.43(11.13)	5
癌	105	45.12(11.60)	3	48.82(11.07)	6
関節炎	826	43.15(11.62)	6	48.81(11.11)	7
皮膚炎	214	46.88(11.49)	2	46.16(12.06)	8
乾癬	317	41.17(14.21)	10	45.69(11.37)	9
慢性肺疾患	182	42.31(14.08)	8	44.47(12.28)	10
うつ病	504	44.96(12.05)	4	34.84(12.17)	11

QOL ↓ 低下

表 2. 乾癬患者の Skindex-16 の結果（抜粋）（n＝141）
　　（文献 2 より）

【特に患者が悩まされた事項】
症状（平均スコア：26.3）
・皮膚にかゆみがある
感情（平均スコア：61.2）
・皮膚の症状の見た目が気になる
・皮膚の症状がうっとうしい
機能（平均スコア：29.0）
・皮膚の症状のため日常生活に支障がある
・皮膚の症状のために仕事や，余暇を楽しむことが難しい

表 3. 乾癬患者の GHQ-28 の結果（抜粋）（n＝141）
　　（文献 2 より）

【特に患者の健康状態に問題があった事項】
身体症状（症状あり：57.9%）
・元気なく疲れを感じたことがある
不安と不眠（症状あり：51.4%）
・夜中に目を覚ますことがある
社会的活動障害（症状あり：44.3%）
・いつもより何かするのに余計に時間がかかることがある
・毎日している仕事がうまくいかなかったことがある
うつ傾向（症状あり：22.1%）
・人生にまったく望みを失ったと感じたことがある

「機能」の尺度も障害されていた（表2）[2]．また精神面の QOL 評価において，全般的な精神健康度調査である GHQ-28 では，患者の約半数は何らかの神経症様症状を持っていた．また「不安と不眠」や「社会的活動障害」の因子で約半数に障害がみられ，さらに約 2 割の患者が「うつ傾向」を有することが示されている[2]（表3）．この障害された QOL は，治療により改善される．シクロスポリン治療（3 mg/日）前後でSkindex-16 スコアおよびGHQ-28 スコアを評価・比較した結果，いずれの項目においても有意な改善が認められた[3]．

また皮疹部位では，人目につく露出部位に皮疹が存在するほうが，非露出部位よりも QOL は障害される．特に精神面の障害が大きい．爪症状や頭皮，陰部などの難治部位が罹患している場合は，それがない場合よりも QOL が障害される．

自覚症状では，痒みや疼痛を伴うほうが，伴わない場合よりも QOL は障害される．

従来，患者の重症度の判定や治療方針を決定する指標として，罹患部の面積や皮疹の重症度で評価する PASI スコアが用いられてきた．しかし，皮疹の重症度が低くても，QOL の低下している患者が多く存在しており[2]，皮疹の重症度だけでは患者の QOL や精神的および身体的な苦悩は反映されない．医師が日常診療で感じるよりも深刻で，この認識の差が，医師と患者の重症度評価や治療目標にギャップを生じさせている．さらに，約半数以上の乾癬患者は現状の治療に満足していないことが示されている．皮膚科医は，患者の精神障害の有病率を過小評価する傾向があると報告されており[4]，常に精神面への配慮が必要と考える．

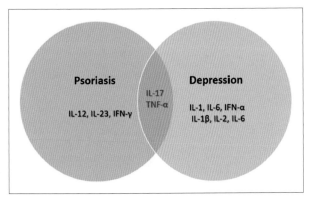

図 1. 乾癬とうつ病における炎症性サイトカインの関与
（文献 12 より）

心身医学的因子の乾癬に及ぼす影響

乾癬患者（n＝100）と皮膚症状を有さない健常者（n＝100）とを比較した結果，乾癬患者ではうつ（67％ vs 12％）または不安症状（45％ vs 18％）を有する率が高い[5]．これらうつ状態や不安症状を持つ患者の割合は，女性や若年者で高く，病型では PsO より乾癬性関節炎で高い[6]．そこで，うつ症状を有する女性（看護師/n＝86,880）の乾癬の発症率を 12 年間にわたり前向きに評価した結果，乾癬を発症するハザード比はうつ症状を有さない女性と比べて高く，うつ症状は乾癬発症のリスクであることが確認された[7]．また，3 年間の米国健康調査アンケートにおけるデータ（n＝12,382）を基にした調査でも，うつ病のスクリーニングとして PHQ-9（Patient Health Questionnaire-9）スコア 10 以上において，多変量ロジスティック回帰モデルを分析した結果，乾癬はうつ病のリスク因子であった[8]．一方，6 か月以内に乾癬が悪化した患者（n＝110）と皮膚症状がみられる非乾癬患者（n＝200）の心身医学的因子を比較評価した結果，乾癬悪化患者では災害などのイベントが多く，不安および回避スコアが高く，心身医学的因子のより強い病態への関与が確認された[9]．

さらに乾癬患者の 9.7％が死への願望を報告し，5.5％が積極的に自殺を考えたと報告している[10]．皮膚疾患と心理的負担についてはヨーロッパ 13 か国の cross-sectional multicenter study がある[11]．それによれば，抑うつ症状については皮膚疾患罹患患者の合併率は 10.1％（コントロール群 4.3％；p＜0.001）で，有意に相関する皮膚疾患はオッズ比の高い順に，下腿潰瘍＞手湿疹＞アトピー性皮膚炎＞乾癬であった．不安症状については，合併率 17.2％（コントロール群：11.1％；p＜0.001）で，有意に相関する疾患は，乾癬＞下腿潰瘍＞手湿疹＞痤瘡であった．自殺企図については，合併率 12.7％（コントロール群 8.3％；p＜0.001）で，有意に相関する皮膚疾患は乾癬のみであり[11]，皮膚科医は特に乾癬患者に対して念頭に置く必要がある．

乾癬とうつ病における
炎症性サイトカインの関与

うつ病の患者では，血清中の TNF-α と IL-6 の濃度が健常者と比べて有意に高値で，回復期には健常者と同等になることが報告されている．乾癬とうつ病の病態には，それぞれ複数の炎症性サイトカインが関与することが報告されているが，特に IL-17 と TNF-α は両疾患に共通して関与することが示唆されている[12]（図 1）．

乾癬治療とうつや不安症状との関連性については，いくつかの試験が報告されている．乾癬患者（n＝1,164）の皮膚症状（PASI，PGA，BSA）とうつ・不安症状を初診時と 4 か月後に評価した結果，皮膚症状とうつ・不安症状の改善が相関していた[13]．

PSOLAR 試験[14]は，主に欧米の全身療法を受けている，もしくは適応となる成人乾癬患者（n＝7,490）を対象とした 8 年間の大規模国際前向き横断的観察研究で，実臨床におけるうつ病の発生率，生物学的製剤の安全性，有効性，QOL，継続性などが検討されている．HADS-D（Hospital Anxiety and Depression Scale-Depression）スコア 8 以上からうつ状態の発生率を解析している（表 4）．その結果,532 人の患者にうつ状態がみられ，その発生率を多変量解析すると，生物学的製剤治療（TNF 阻害薬と IL-23/p40 阻害薬）を受けている患者のほうが，光線療法や従来の経口治療

表 4. HADS(Hospital Anxiety and Depression Scale)

(参考：Kitamura T, et al：Psychol Med, 23：967-975, 1993. Copyright © 1993 Cambridge University Press より)

Snaith と Zigmond により 1994 年に開発された．自己記入式の 14 項目で，各項目 0～3 点の尺度となっている．実地では偏りを減らすため，不安と抑うつの質問を交互に入れる．患者にはあまり考えすぎずに記入するように求める(5 分ほどを目安に実施)．

	質問項目	3点	2点	1点	0点
不安	張りつめていると感じる	1 しょっちゅうあった	2 たびたびあった	3 ときどきあった	4 まったくなかった
	ひどいことが起こらないかと恐ろしい	1 しょっちゅうあって，非常に気になった	2 たびたびあるが，あまり気にならなかった	3 少しあるが気にならなかった	4 まったくなかった
	心配事が心をめぐる	1 しょっちゅうあった	2 たびたびあった	3 それほど多くはないがときどきあった	4 ごくたまにあった
	安心しリラックスしていると感じる	1 まったく感じない	2 たまに感じる	3 たいてい感じる	4 かならず感じる
	怖気づいていると感じる	1 しょっちゅうあった	2 たびたびあった	3 ときどきあった	4 まったくなかった
	はじめるとき落ち着きなく感じる	1 しょっちゅうあった	2 たびたびあった	3 少しだけあった	4 まったくなかった
	急にパニックを感じたりする	1 しょっちゅうあった	2 たびたびあった	3 少しだけあった	4 まったくなかった
抑うつ	以前と同様に楽しめる	1 めったになかった	2 少しだけあった	3 かなりあった	4 まったく同じだけあった
	面白さがわかり笑ったりできる	1 まったくできなかった	2 少しだけできた	3 かなりできた	4 いつもと同じだけできた
	楽しく感じる	1 まったくなかった	2 たまにあった	3 ときどきあった	4 しょっちゅうあった
	怠けているような感じがする	1 ほとんどいつもあった	2 たびたびあった	3 ときどきあった	4 まったくなかった
	自分の見栄えに興味がなくなった	1 関心がなくなった	2 以前よりも気を配っていなかった	3 以前ほどは気を配っていなかったかもしれない	4 いつもと同じように気を配っていた
	楽しむことが待ち遠しい	1 めったになかった	2 以前よりも明らかに少なかった	3 以前ほどはなかった	4 いつもと同じだけあった
	読書やラジオ，テレビを楽しめる	1 ほとんどめったにできなかった	2 たまにできた	3 ときどきできた	4 たびたびできた

【評価】

0～7 点：「不安，抑うつなし」，8～10 点：「疑いあり」，11 点～：「不安，抑うつあり」

を受けている患者と比較して低かった．うつ状態の発生率が高くなる要因として，非白人，PGA スコアが高い，乾癬性関節炎が挙げられた(表 5)．

アダリムマブ(40 mg/2 週間, n＝44)は乾癬患者のうつ症状を有意に改善(投与 12 週)したが，PASI 75 を達成したレスポンダー(n＝26)において，その効果は優れていたと報告されている[15]．ウステキヌマブ(45 mg, 90 mg)は乾癬患者(n＝409/45 mg, n＝411/90 mg)の不安症状(HADS-A；Hospital Anxiety and Depression Scale-Anxiety)およびうつ症状(HADS-D)をプラセボ(n＝410)と比べて投与 12 週で有意に改善した．その際, PASI スコアは HADS-A スコア(r＝0.24；$p<0.0001$)または HADS-D スコア(r＝0.32；$p<$

0.0001)の改善と有意に相関していたと報告されている[16]．ブロダルマブ(140 mg, 210 mg)は海外臨床試験において，自殺企図の有害事象が発現したことから，うつ傾向のある乾癬患者への投与は慎重にしなければならないと警告されている．しかし，実際にはうつおよび不安症状を有する乾癬患者に対して，投与 12 週でプラセボよりも多くの患者でうつおよび不安症状の改善が得られた[17]．国内での各生物学的製剤使用によるうつ，自殺企図などの発現件数の報告では，各製剤で数例ずつと少なく，製剤による明らかな差はない．ただし，基礎に何らかの精神障害のある患者については，IL-17 阻害薬使用時にはうつや自殺念慮などが発現しやすい傾向はあるため注意を要する．

表 5. うつ状態の多変量解析(文献 14；PSOLAR 試験より)

Covariate	Hazard Ratio(95%CI)	P value
Exposure		
Biologic agents vs conventional systemic agents	**0.76(0.59-0.98)**	**.0367**
Ustekinumab vs conventional systemic agents	0.80(0.60-1.06)	.1208
Infliximab vs conventional systemic agents	0.70(0.47-1.03)	.0699
Etanercept vs conventional systemic agents	0.91(0.67-1.23)	.5220
Adalimumab vs conventional systemic agents	**0.63(0.46-0.86)**	**.0034**
Phototherapy vs conventional systemic agents	1.05(0.71-1.54)	.8159
Age/10 y	**1.12(1.05-1.21)**	**.0015**
Sex : male vs female	1.09(0.91-1.30)	.3644
Race : nonwhite vs white	**1.72(1.39-2.13)**	**<.0001**
Years since psoriasis	**0.99(0.98-1.00)**	**.0026**
Baseline PGA		
2～3	**1.45(1.17-1.79)**	**.0005**
4～5	**2.36(1.62-3.43)**	**<.0001**
Change in PGA(HADS-D score)		
−2 or lower	**0.44(0.33-0.59)**	**<.0001**
−1	**0.66(0.52-0.84)**	**.0006**
1	**0.69(0.52-0.91)**	**.0101**
≥2	1.01(0.70-1.44)	.9734
Psoriatic arthritis : yes vs no	**1.58(1.32-1.88)**	**<.0001**
Diabetes : yes vs no	1.15(0.90-1.48)	.2685
Schizophrenia : yes vs no	2.16(0.53-8.79)	.2818
Anxiety : yes vs no	**1.64(1.19-2.25)**	**.0024**
Bipolar disease : yes vs no	2.01(0.99-4.09)	.0547
Chronic obstructive pulmonary disease : yes vs no	**2.10(1.19-3.71)**	**.0105**
CAD/MI/ACVD/stroke/TIA : yes vs no	0.81(0.57-1.15)	.2440
Insurance		
Public vs none	1.29(0.92-1.81)	.1455
Private vs none	**0.62(0.45-0.85)**	**.0029**
Both public and private vs none	0.94(0.60-1.46)	.7806
Education : ≥college/university vs ＜high school	**0.79(0.66-0.95)**	**.0114**

ストレスと
視床下部-下垂体-副腎皮質(HPA)軸活性

　精神的ストレスは，視床下部から副腎皮質刺激ホルモン放出ホルモン(CRH)を分泌させ，下垂体から副腎皮質刺激ホルモン(ACTH)の分泌を促し，副腎皮質からコルチゾールが分泌され，皮膚免疫応答に関与するといわれている[18]．

　乾癬患者(n＝62)の過去 4 週間の daily stress(EPCL)を記録し，過去 4 週間の最高値を基にその中央値以上以下で層別し，血清中コルチゾール濃度とPASIを比較した研究が報告されている[18]．その結果，高レベルのストレスを経験した患者の

コルチゾール濃度は有意に低下していた．精神的ストレスが視床下部-下垂体-副腎皮質(hypothal-amopituitary-adrenal axis；HPA)軸活性を調節不全にすることによって，乾癬などの慢性炎症性疾患の重症度に寄与し，持続的に高レベルのストレスに曝露された患者は，精神生理学的プロファイルによってコルチゾール濃度が低下することが示唆される[19]．

Cumulative Life Course Impairment(CLCI)

　乾癬が患者の生涯にわたって及ぼす影響の全体像をとらえるというコンセプト，Cumulative Life Course Impairment(CLCI)が報告されている[20]．

表 6. 乾癬患者における社会および経済的視点からみた障害（文献 20 より一部引用，改変）

引 用	試験タイプ	患 者	評価ツール	エビデンス
Finlay & Coles (1995)	院内治療と認められた患者の調査(1992〜1993)	重度乾癬患者369 名	問診票：病歴に関する 6 質問，PDI[*1] からなる 15 質問，皮膚病と他容態を比較した質問，皮膚状態の値を決定する 4 質問	現在就業している 150 名の患者の 59.3%が，乾癬のために前年度平均 26 日欠勤した。 非就業者の 33.9%は乾癬のため就業していない。
Schmitt & Ford (2006)	インターネットで募集された被験者の断面調査(2005，米国)	18 歳以上の自己申告乾癬患者 201 名	WLQ[*2]，DLQI，SAPASI[*3]	健康問題により，被験者は過去 4 週間で労働時間を 6.6%（±15.4%）失った。 乾癬のために平均生産性損失 7.6%（±9.1%）。
Krueger, et al. (2001)	重度乾癬患者における電話調査後郵送調査(1998)	重度乾癬患者502 名	4 ページにわたる自己管理問診票（患者の認知および経験を反映）	3〜5%の患者が，乾癬により就業できなかったと報告.
Hayashi, et al. (2013)[21]	外来患者を対象とした調査(2011〜2012，東京)	乾癬患者213 名	WPAI[*4]-Psoriasis（日本語版） PASI PDI	乾癬の重症度が WPAI（労働生産性指標）スコアと有意に相関することが示された.

[*1] : PDI；psoriasis disability index, [*2] : WLQ；Work Limitations Questionnaire, [*3] : SAPASI；self-administered PASI,
[*4] : WPAI；The work productivity and activity impairment

表 7. 乾癬患者における精神的合併症（文献 20 より一部引用，改変）

引 用	試験タイプ	患 者	評価ツール	エビデンス
Lynde, et al. (2009)	全国電話調査(SKIN, 2007, カナダ)5,093 世帯に接触	中等度〜重度乾癬患者500 名	乾癬および PsA に関する 2001 年全国乾癬患者会のベンチマーク調査の質問をモデルにした質問	17%の患者がうつ病を報告.
Waters, et al. (2009)	インターネット調査（乾癬患者調査，2008）	自己認識乾癬患者 1,006 名	Skindex 16, DLQI, 自己報告重度疾患	30%の患者がうつ病，22%の患者が不安を報告.
Weiss, et al. (2002)	プラセボ対照 RCT 中の患者における前向き試験	順次対象乾癬患者 35 名	自己管理問診票：SWLS[*1]，EQ-5D[*2]，SF36, PASI	患者 8 名(22.9%)が以前うつ病と診断されたと回答.
Gupta, et al. (1993)[10]	ミシガン大学皮膚科における治療継続患者の試験	乾癬患者217 名	CRSD（睡眠障害），重度乾癬の自己評価	9.7%の患者が死の願望，5.5%の患者が自殺念慮を報告. 死の願望および自殺念慮はうつ病スコア(P=0.0001)および重度乾癬の自己評価(P<0.05)と高い関連性がある.
Okubo, et al. (2007)[2]	東京医科大学病院外来患者を対象に行ったアンケート調査	乾癬患者143 名	Skindex16，GHQ-28（いずれも日本語版） VAS（痒み，爪症状，関節症状外用薬塗布に対するストレス・塗布時間）および治療満足度に関するアンケート	GHQ-28 の平均値±SD は 6.12±5.96 で，患者の 39.3%が 6 点以上のハイリスク患者であった.「うつ傾向」の中で「死んだほうがまし」「自殺しようと考えた」と回答した患者が 8.6%いた.

[*1] : SWLS；satisfaction with life scale, [*2] : EQ-5D；Euro-QoL 5D

患者が本来享受できるはずの人生のあらゆる機会や可能性に対して，選択の変更や障害をもたらす身体的・精神的な影響を検討して，そのインパクトの大きさを測るものである．CLCI の主要構成因子として，身体的な併存疾患，負のイメージ（stigma），精神的な併存疾患，社会的サポートが得られない状態，適切な対処ができない状態，などが挙げられ[20]，それぞれの項目の構成因子が複雑に絡み合って患者への障害として蓄積していくと考えられる.

CLCI は，乾癬が一定の期間で測定される健康関連 QOL スコアでは検出できない，すなわち患者のライフコースを通じて累積する障害をもたらしていることを示す実際のエビデンスに基づいて定義される．そのエビデンスとして，乾癬患者における社会および経済的視点からみた障害（表6）と精神的合併症（表7）が挙げられる[20]．このように，患者の人生において蓄積される QOL 障害，精神的障害があることを医療者は念頭に置いて治療に取り組む必要がある.

心身医学的因子からみた乾癬治療

2010 年より乾癬に対して生物学的製剤による治療が承認され，これまでにない優れた臨床効果

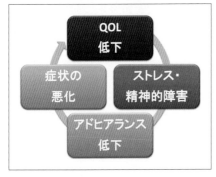

図 2. 乾癬と心身医学的因子の関係

とともに患者の QOL の改善に大きく寄与している．皮疹の重症度からみると，PASI 75 を達成できなかった症例では QOL の改善が得られにくいことから，皮疹の改善については PASI 90，あるいは PASI 100 を目指すことが QOL の改善につながると考える．治療により PASI 90 あるいは PASI 100 を達成した症例は，DLQI スコア 0 または 1 の割合が高く，QOL も改善され，同時に満足度も向上し，医師と患者間の治療満足度のギャップは小さくなる[22]．しかし，精神健康度と皮膚症状が必ずしも相関を示さないことは報告されている通りである[2]．患者の QOL を改善するためには，皮疹の重症度によらず患者の不安やうつ傾向などに対して常に注意を払う必要がある．不安やうつ傾向，ストレスなどがあれば治療アドヒアランスは低下し，皮膚症状が悪化，QOL はさらに低下する，という悪循環に陥る（図 2）．このことは患者ごとの治療目標を設定するうえで重要である．また乾癬患者は，外用薬を塗布することに対してもストレスを感じていることがわかっている．外用薬の塗布時間が平均 10〜30 分以上になると外用薬を塗布することに対するストレスが上昇し[2]，治療アドヒアランスが低下するため，外用療法の工夫や全身療法を考慮する必要がある．

このような背景から，患者の治療ニーズや QOL に基づいた治療方針を立てることが求められており，米国では National Psoriasis Foundation『米国乾癬財団』や American Academy of Dermatology の乾癬治療コンセンサス・ステートメント（2003 年）において，治療の選択に QOL を考慮した重症度の評価が推奨されている．

近年，治療法は飛躍的に進歩し，複数の生物学的製剤から選択できる時代となったが，患者−医師間の治療ゴールにはまだギャップが存在する[23]．患者のゴールは医師のそれより高く，皮疹クリアを目指している場合が多い．医師は治療選択肢について患者に情報提供を行い，ともに話し合い，協力して治療を選択すること，共働的意思決定（shared decision making）[24]が重要と考える．

また，日本では乾癬患者会が 23 の各地で活動している．世界では「国際乾癬患者団体連合（international federation of psoriasis associations；IFPA）」が牽引し，日本からも日本乾癬患者連合会（Japan psoriasis association）として，その国際的な活動にも参画している．このような患者会への参加は，乾癬に悩んでいるのは自分一人ではないこと，ともに乾癬を乗り越える仲間の存在が心の支えとなり，治療に対して前向きに受け入れられるようになる場合が多い．また，現代はインターネットの発達，SNS などで疾患についてあらゆる情報が得られる一方で，間違った情報や悪質な治療法の広告なども溢れており，情報の取捨選択には患者も頭を痛めている．この点についても患者会は，正しい疾患知識を得る場としても大きな役割を果たしている．このような患者への取組みだけでなく，一般社会に対して乾癬を理解してもらうための疾患啓発活動として，乾癬啓発普及協会（INSPIRE JAPAN WPD）で患者自身が発信している．このような患者の活動に皮膚科医も積極的に参画し，ともに乾癬を乗り越えていく姿勢が求められる．

おわりに

心身医学的因子（うつ，不安，ストレス）は，乾癬の発症・増悪を含む病態に強く影響している．その機序として，中枢神経系（HPA axis）および末梢の免疫系が関与していると考えられている．一方，うつ病などの精神疾患においても TNF-α や IL-17 などの炎症性サイトカインが関与しており，乾癬と共通の経路を共有する可能性がある．

したがって，乾癬治療では臨床症状を改善させるとともに，悪化因子となり得るうつ症状や不安症状，QOL を改善することが重要である．

文　献

1) Rapp SR, Feldman SR, Exum ML, et al : Psoriasis causes as much disability as other major medical diseases. *J Am Acad Dermatol*, **41** : 401-407, 1999.
2) 大久保ゆかり，荒井佳恵，藤原尚子ほか：Skindex-16/GHQ-28 を用いた乾癬患者に対する QOL 評価と治療満足度調査．日皮会誌，**117** : 2495-2505，2007.
3) Okubo Y, Natsume S, Usui K, et al : Low-dose, short-term ciclosporin(Neoral®)therapy is effective in improving patients' quality of life as assessed by Skindex-16 and GHQ-28 in mild to severe psoriasis patients. *J Dermatol*, **38** : 465-472, 2011.
4) Wessely SC, Lewis GH : The classification of psychiatric morbidity in attenders at a dermatology clinic. *Br J Psychiatry*, **155** : 686-691, 1989.
5) Golpour M, Hosseini SH, Khademloo M, et al : Depression and Anxiety Disorders among Patients with Psoriasis : A Hospital-Based Case-Control Study. *Dermatol Res Pract*, **2012** : 381905, 2012.
6) McDonough E, Ayearst R, Eder L, et al : Depression and anxiety in psoriatic disease : prevalence and associated factors. *J Rheumatol*, **41** : 887-896, 2014.
7) Dominguez PL, Han J, Li T, et al : Depression and the risk of psoriasis in US women. *JEADV*, **27** : 1163-1167, 2013.
8) Brandon EC, Kathryn JM, Roger SH : Psoriasis and the Risk of Depression in the US Population : National Health and Nutrition Examination Survey 2009-2012. *JAMA Dermatology*, **152** : 73-79, 2016.
9) Slavenka J, Milena R, Jelena M, et al : Relevance of psychosomatic factors in psoriasis : a case-control study. *Acta Derm Venereol*, **89** : 364-368, 2009.
10) Gupta MA, Schork NJ, Gupta AK, et al : Suicidal ideation in psoriasis. *Int J Dermatol*, **32** : 188-190, 1993.
11) Dalgard FJ, Gieler U, Tomas-Aragones L, et al : The psychological burden of skin diseases : a cross-sectional multicenter study among dermatological out-patients in 13 European countries. *J Invest Dermatol*, **135** : 984-991, 2015.
12) Patel N, Nadkarni A, Cardwell LA, et al : Psoriasis, Depression, and Inflammatory Overlap : A Review. *Am J Clin Dermatol*, **18** : 613-620, 2017.
13) Pujol RM, Puig L, Daudén E, et al : Mental health self-assessment in patients with moderate to severe psoriasis : an observational, multicenter study of 1164 patients in Spain(the VACAP Study). *Actas Dermosifiliogr*, **104** : 897-903, 2013.
14) Bruce S, Craig L, Kim AP, et al : Short- and long-term safety outcomes with ixekizumab from 7 clinical trials in psoriasis : Etanercept comparisons and integrated data. *J Am Acad Dermatol*, **76** : 432-440. e17, 2017.
15) Alan M, Matthias A, James S, et al : The effect of adalimumab on reducing depression symptoms in patients with moderate to severe psoriasis : a randomized clinical trial. *J Am Acad Dermatol*, **62** : 812-818, 2010.
16) Langley RG, Feldman SR, Han C, et al : Ustekinumab significantly improves symptoms of anxiety, depression, and skin-related quality of life in patients with moderate-to-severe psoriasis : Results from a randomized, double-blind, placebo-controlled phase Ⅲ trial. *J Am Acad Dermatol*, **63** : 457-465, 2010.
17) Papp KA, Reich K, Paul C, et al : A prospective phase Ⅲ, randomized, double-blind, placebo-controlled study of brodalumab in patients with moderate-to-severe plaque psoriasis. *Br J Dermatol*, **175** : 273-286, 2016.
18) Moon HS, Mizara A, McBride SR : Psoriasis and psycho-dermatology. *Dermatol Ther*, **3** : 117-130, 2013.
19) Evers AW, Verhoeven EW, Kraaimaat FW, et al : How stress gets under the skin : cortisol and stress reactivity in psoriasis. *Br J Dermatol*, **163** : 986-991, 2010.
20) Kimball AB, Gieler U, Linder D, et al : Psoriasis : is the impairment to a patient's life cumulative? *JEADV*, **24** : 989-1004, 2010.
21) Hayashi M, Saeki H, Ito T, et al : Impact of dis-

ease severity on work productivity and activity impairment in Japanese patients with psoriasis. *J Dermatol Sci*, **72** : 188-191, 2013.

22) 鳥居秀嗣, 中川秀己：生物学的製剤時代における乾癬患者の治療満足度調査. 日皮会誌, **123** : 1935-1944, 2013.

23) Okubo Y, Tsuruta D, Tang AC, et al：Analysis of treatment goal alignment between Japanese psoriasis patients and their paired treating physicians. *J Eur Acad Dermatol Venereol*, **32** : 606-614, 2018.

24) Hoffmann TC, Montori VM, Del Mar C：The connection between evidence-based medicine and shared decision making. *JAMA*, **312** : 1295-1296, 2014.

MB Derma, 301：49-55, 2020.

◆特集／こころと皮膚

皮膚科診療に使える心理療法スキル：ブリーフサイコセラピー

清水良輔*

Key words：皮膚疾患(skin disorders)，ブリーフサイコセラピー(briefpsychotherapy)，解決志向面接(solution-focused interview)，自然なトランス(natural trans)，外在化(externalization)

Abstract　心身症かそうでないかにかかわらず，疾患というストレスを持つ人と対峙するのに心理療法の知識は必要不可欠である．その際，患者の生い立ちや認知構造など過去の問題から派生している事象を扱うより，今ここで起こっている問題の解決を未来志向で扱うブリーフサイコセラピーは，身体医療に応用するのに最も適していると考えている．原因を志向しないブリーフサイコセラピーの様々な介入法を自然な形で普通の会話に取り込んだ解決志向面接を，原因論に執着しがちな医療における会話と対比して示したが，解決志向面接のほうが相手（患者）に主体性を移行させやすく，リソースを増幅しやすいということを感じ取っていただきたい．また，小児の皮膚瘙痒症の症例を報告した．この症例においても，家族の養育に問題があったのではないかという親の思いに囚われることなく，「虫退治」という外在化の技法を用いて少ない受診回数で解決を導き出したところを注目していただきたい．

はじめに

そもそも心理療法を皮膚科診療に取り入れる必要を感じ，学び始めたのはアトピー性皮膚炎や円形脱毛症，尋常性乾癬など数多くの症例に導かれてのことである．特にアトピー性皮膚炎においては，原因仮説を立ててその除去指導をしてもいつまでも結果が出ず，ステロイド外用をだらだらと続ける長い通院が続き，治療者として長年にわたり無力感を感じてきたことが，心理療法の知識が不可欠と考えるに至る大きな背景になった．

筆者が40歳代前半のことであるが，心理療法を学ぶに際して手始めに心身医学会に入会したが，そこで心理療法が学べるというわけではないことはすぐに気づいた．様々な心理療法に関する書籍を読み漁り，著名な心理療法家の講演を聴いて回った．精神分析の考え方はすごく興味深かった

が，身体医療には使いづらいと感じた．認知行動療法は非常に理解しやすく身体医療に適していると考え，「学んでは使う」をモットーに多くの症例に使ってみた．うまくいった症例も経験した．しかしながら，自分でも理にかなった提案と思え患者の理解も得られるが，なかなか行動課題が実行してもらえないという症例がすごく多く，実際の症状改善に繋がらないという問題に直面していた．そのころに出会ったのがブリーフサイコセラピーである．高名な精神科医が講演のなかで身体医療にお勧めと言われたことがきっかけで，最初に学んだのが解決志向アプローチ[1]であった．シンプルで理解しやすく，すぐに使った円形脱毛症例で著明な効果を経験し[2]，ブリーフセラピーにどんどん没入していった．

ブリーフサイコセラピーについて

宮田は[3]ブリーフセラピーに関して，「ミルトン・エリクソンの治療に対する考え方，治療実践を基礎として発展してきたもので，相互作用論に

* Ryosuke SHIMIZU，〒657-0846 神戸市灘区岩屋北町 7-1-30 ラ・メルベーユ 301　皮ふ科しみずクリニック，院長

表 1. ブリーフセラピーの
　　　　各派の技法

- ストラテージックモデル
- 解決志向モデル
- MRI モデル
- システムズアプローチ
- ナラティブセラピー
- 可能性療法

立脚し，人や家族の内的資質を肯定的に捉え善用し，未来志向で，小さな変化に焦点を当てることで行動の変化ばかりではなく人や家族が置かれている状況に関する解釈や見方における変化を狙っている」と述べている．

また，吉川は[4]ブリーフセラピーについて，「全く新たな治療の方法論やミルトン・エリクソンなどの類い稀な心理療法家の業績から，治療の効果・効率を追求した結果として短期間で変化がおこる心理療法であるという意味での"ブリーフセラピー"（これが一般的にブリーフセラピーと呼ばれるものである）である」と述べている．「現在の臨床における社会的な理解は，これらのアプローチが混在するものを寄せ集めてブリーフセラピーと呼んでいる」としている．

ブリーフサイコセラピーを通して
皮膚科診療を考える

ブリーフサイコセラピーを皮膚科診療に応用するようになった当初は，覚えたての技法を積極的に使いおそらく下手な介入であったにもかかわらず，驚くほどの効果を実感した．25 年以上が経過した現在では，1 人の患者に 1 つの技法を使うというよりは，長年にわたり学んだ各技法を自然に織り込み，すべての患者で短い時間でも 1 つの技法にこだわらない，私的な解決志向面接（後述）をベースに診療を行っている．心理療法を知らなかった時代に比べて多くの患者がはるかによくなりやすくなったという経験をしている．アトピー性皮膚炎の治療体験からその理由を考えてみた．

ブリーフセラピーの各派の技法（表 1）が天才催眠療法家であるミルトン・エリクソンの業績を掘り起こして生み出されてきたものであるならば，それを学んでいくうちに，催眠導入こそしないが自然にトランス誘導（ナチュラルトランス[5]）する機会が増え，それに伴って「疾患がよくなる」であったり「よくなるための努力をできる」という暗示をかけられるようになっているのでは，と考えるようになった．アトピー性皮膚炎はその昔，食事アレルゲン除去をはじめ種々の環境因子の除去に関して色々な報告がなされても，他施設が追試験をすると有意なデータが出ずにエビデンスのある原因として確立しない，という現象が繰り返されてきたように思う．このことは，非常にカリスマ性が強くこの難治性疾患をなんとかしたい，という思いの強い医師が新しい原因論として熱心に除去指導をすると，患者はナチュラルトランスに入りやすくなり「この新しい試みで治るかもしれない」という暗示にかかるとアトピー性皮膚炎が軽快する，という現象がデータに反映されてしまうのではないか．しかし，他施設がその結果を疑問視しながら再度除去指導をしてもよいデータは出てこず，結果エビデンスのある原因論としては確立してこない．こういったことがアトピー性皮膚炎研究において繰り返されてきたのではないか．また，脱ステロイド療法などの提案もステロイドの不安を持っている患者にとってはナチュラルトランス状態に入りやすい状況設定と考えられ，ステロイド離脱に信念を持っている医師のもとではよくなる患者が出てきやすいと考えられる．しかし，食事や環境因子の除去であれ脱ステロイド療法であれ，それぞれの条件下でよくなったと思ってしまい除去を継続しなければならないし，何かあってもステロイドは使えないという問題を抱えてしまうので，一旦よくなってもなかなか治癒に向かえないと考えている．本当によくなった症例は，いかなるよくなるための努力からも解放されているし，何かあればステロイドを使うか使わないかという問題さえ考えなくなっている．そういう意味で，ストレスが原因とかステロイドを使わなければという医療サイドの考え方も，ストレスがなくならなければよくならないとかステロイドを使い続けなければならない，など

の暗示をかけてしまうという危険性をはらんでいると考えられる.

筆者が実践している解決志向面接

18年前の開業に際しては心理療法という枠組みの治療システム構築のため,「治療は受付から」をモットーにスタッフ選びとその後の育成に力を入れてきた[6].

現在はそういう治療システムを背景に,家族で来院されたケースではシステムズアプローチを基本として介入を行い,個人で来院の難治が予想される症例ではナラティブセラピーを行うことが多い[5].しかしながら診療時間が長くなるという大きな問題もあり,多くの症例では解決志向アプローチを基本としてリフレーミング[用語解説1],問題の外在化[用語解説2],逆説的介入[用語解説3]などの介入法を取り入れた会話をベースに,身体医学的治療法の提案を行うという形で独自の面接法を施行している.解決志向アプローチ[1]は,基本的に原因探しをせずに起こっている問題に対してミラクルクエスチョン[用語解説4],コーピングクエスチョン[用語解説5],スケーリングクエスチョン[用語解説6]などの質問を多用してクライアントの変化を誘導し,出てきたリソース[用語解説7]はコンプリメント[用語解説8]することで増幅していくというのが基本形である.長年にわたり行っているのですっかり診療の普通の会話になっており,患者も心理的介入を受けていると感じることはほとんどないと思われる.診療でよく遭遇する場面での会話例を紹介する.

Pt「　」が語る不安をはらんだ問題に対して,Th「下線」の対応は解決の支援にならず,かえって問題を遷延させてしまう会話例で,Th「太字」が変化の起こりやすい治療的会話である.（　　）に介入の概説を行った.

[用語解説1] リフレーミング:ある枠組みでとらえられている物事の枠組みを外して,違う枠組みでみること.

[用語解説2] 問題の外在化:クライアントが抱える問題を自分自身に内在する問題と考えるのではな

く,問題を切り離して自分の外部にあるものとしてとらえる手法.

[用語解説3] 逆説的介入:常識的で問題をかえって継続させてしまうアドバイスではなく,好意のある逆のアドバイスや考え方を述べること.

[用語解説4] ミラクルクエスチョン:もし奇跡が起こって問題が解決したら今と違ってよくなることは何ですかという質問.

[用語解説5] コーピングクエスチョン:困難をどうやって乗り越えましたか,あるいはどう乗り越えますかという How to を聴く質問.

[用語解説6] スケーリングクエスチョン:現在の状態を点数化してもらう質問.

[用語解説7] リソース:クライアントが持っている考え方や行動における内的資質.

[用語解説8] コンプリメント:リソースを褒めることで増幅する.できるだけ間接的に褒める.

＜会話例1＞

Pt「いろいろな病院に行っていろいろなことを試したのですが,よくならないのです.」

Th「ドクターショッピングをしても解決になりません」

Th「あなたの闘病意欲には頭が下がります.その経験はきっとこれから実を結ぶときがくるのではないでしょうか」（患者を能動的主体者としてリフレーミング,コンプリメントし困難を1つの段階として枠づける）

＜会話例2＞

Pt「症状がひどくて家から出られないのです」

Th「家に閉じこもっていてはだめです.何とか頑張って気分転換に外へ出ましょう」

Th「家から出られるのはどんなときですか?」（例外探し[用語解説9]）

Th「今日はどうやって来てくれたのですか?」（間接的コンプリメント,コーピングクエスチョン）

Th「辛いときに変な質問で申し訳ないけど,症状がよくなったら最初にすることは何ですか?」（ミラクルクエスチョン）

[用語解説9] 例外探し:クライアントの生活のなかで当然問題が起こってもよいと思われるときに,どういうわけかそうならなかった過去の経験を探すこと.

<会話例 3>

Pt「よくなったと思ったのにまた悪くなりました」

Th「どうして悪くなったのですか」

Th「ちょっとした波がきましたね，どうやってこの波を乗り越えていきますか？」

（メタファー^{用語解説 10}，コーピングクエスチョン）

用語解説 10　メタファー：比喩表現.

<会話例 4>

Pt「（○○流説など）が悪いのです」

Th「○○は関係ありません」

Th「そんなこと気にしているからよくならないのですよ」

Th「○○が悪いと感じてこられたのですね」

（過去形，知覚で反射する）

Th「これだけ情報があれば心配になりますよね」（ノーマライズ^{用語解説 11}）

用語解説 11　ノーマライズ：問題が起こることが普通というメッセージ.

<会話例 5>

Pt「この病気は治るのですか」

Th「治らないので薬をうまく使ってコントロールしましょう」

Th「私が治してあげます」

Th「今はよくなった人も一度はそういう不安を持たれたことがあると思います」

（「目標には到達できる」という前提で，ノーマライズする）

Th「もし病気をあなたの人生から追い出せたら，今と違ってよくなることはどんなことですか？　また，その状態を山登りに例えると今何合目まで来ていますか？」

（問題の外在化，ミラクル・クエスチョン，メタファー，スケーリングクエスチョン）

<会話例 6>

Pt「また悪くならないか心配です」

Th「そんな心配しても仕方ないでしょう」

Th「ここまでよくなってきた経験があなたを慎重にさせているのですね」（リフレーミング）

Th「○○という奴はあなたの生活や行動や人間関係にどんな影響を与えていますか」

Th「その影響にも屈せずなんとかやれていることはどんなことですか」

（疾患をメタファーで表現したり擬人化して問題の影響を明確化し，影響のなかでの例外的出来事を聴く：影響相対化質問による外在化）

<会話例 7>

Pt「夏になるとひどくなります」

Th「アトピー性皮膚炎では夏には発汗が増えて本来はよくなるはずです」

Th「汗かくと痒いと感じるよね．マラソンをするようになってよくなった方も，練習を始めてしばらくの間は痒くてマラソン諦めようと思ったそうです．今年はどんな対策で夏に臨まれますか？」（ノーマライズし知覚で反射．メタファーを使い How to を聴く）

<会話例 8>

Pt「ステロイドは絶対に使いたくない」

Th「正しい使い方をすれば安全です」

Th「ステロイドを使わないとよくなりません」

Th「アトピー治療にエビデンスがあるプロアクティブ療法は優れた治療です」

Th「あなたのような人をステロイド忌避患者というのです」

Th「ステロイドを使わないなら他の病院にいってください」

Th「色々な情報があるから気になりますよね」（ノーマライズ）

Th「この病気を本気で克服しようということですね」（リフレーミング）

Th「使わないこともできるし，使ってからやめることもできます」（反対の側面を考慮して包含する）

以上，非構造的でフレキシブルな筆者の日常診療の会話例を紹介したが，次に外在化のための構造的な介入を患者とそのシステム（ここでは家族）に対して行った症例を紹介する.

「虫退治」を用いた構造的アプローチが奏効した皮膚瘙痒症の小児例

＜症　例＞5歳，男児

既往歴：特記事項なし

家族歴：弟に腎疾患

現病歴：初診約16か月前ごろ（3歳時）より，特に誘因なく全身を搔破するようになり近医を受診．ステロイド外用，抗アレルギー剤内服などの加療を受けるも改善せず，夏休みに母の実家へ帰省したときには軽快したり，幼稚園が始まると増悪するなどの経過より「ストレスを背景に自傷に近い形で搔破を繰り返している」という見立てで当院を紹介され初診した．

現　症：顔面を含むほぼ全身に線状の搔破痕がびまん性に存在し，一部は分厚い痂皮を付けており，四肢には小豆大の小硬結が少数散在する．顕著な乾燥皮膚は認めず，搔破痕以外では小硬結が少数散在するが湿疹病変は認めず，一部に痒疹を伴った皮膚瘙痒症と診断した．

初診時面談サマリー：母親と2人で来院．母親からは「息子は感受性が強く，イライラしたときや不安なときに搔いている．ストレスの原因はわからないが弟の病気のことが関係しているかもしれない．また，幼稚園に行きたがらない」とのこと．弟の疾患について尋ねたところ，「2歳のときに生後10か月の弟が膀胱尿管逆流現象があり，手術を受け約1か月間入院し，その後も通院を定期的に続けていたため兄である患児にかまってやれなかったことが原因かもしれない」と語られた．

搔くときにご両親はどう対応しているかを聴いてみた．

母「私は搔いたら手を制止し叱ってしまう．ときには怒鳴ってしまう」とのこと．父親は「搔かせたったらいいやん」というやりとりが繰り返されており，ときに夫婦で言い争いになるとのこと．

診察者である筆者（以下，治療者A）には目を合わせず質問にも答えようとせず，涙ながらに語る母親のそばで緊張して母親を見つめるしぐさがみ

られた．そのとき，当院看護師（以下，治療者B）が診察者の背後からぬいぐるみを差し出したところ手を伸ばして興味を示し，母親と2人で話し合う間，終始ぬいぐるみで遊び，診療終了までの時間を過ごし笑顔で「またね」と言って帰っていった．

治療者Bととても楽しそうに過ごせた様子であったため，次回は治療者Bの勤務時間帯に来院することをお願いした．「子どもの搔く場面は親として胸が痛むし搔くのを制止するのは当たり前」とノーマライズし，

1）どんな理由で搔くかではなく，どんな場面で搔くか自分たち（親）の対応も含めて観察すること．

2）「幼稚園に行かない」というときの自分たちのやり取りを観察すること．

の2点を課題として初診を終了した．

治療者Bには次回から分離面接とし，遊戯療法をベースに「虫退治」による搔破行動への介入を依頼した．

再診時面談サマリー：患児は治療者Bと面談，治療者Aが母親と面談．

・面談で別室へ行く前に「○○君，痒くて搔いてしまうのは虫のしわざやと思うねん，○○さん（治療者B）と相談してみてな」と伝えた．

・母親には治療者Bに「虫退治」を依頼したことを告げ，ご両親にも搔くときに「虫が出て来たんやね」から始めて「虫はどこから来た？」，「虫どうやってやっつける？」など「虫退治」の会話の要領を説明し，お父さんにも依頼して欲しいと伝えた．

・毎朝，父の出勤後「幼稚園に行く，行かない」でバトルがあるとのことで，先手を打って「今日は幼稚園に行かなくていいよ」と言ってみるという課題を出した．

どうぶつピラミッドと虫退治（治療者Bの介入1：再診時）：母親とは別室でぬいぐるみを積み上げる遊び（どうぶつピラミッドと命名，図1）をしようという提案に素直に応じる．「次は11個積もうね」の前回の言葉を覚えていた模様で集中して取り組む．

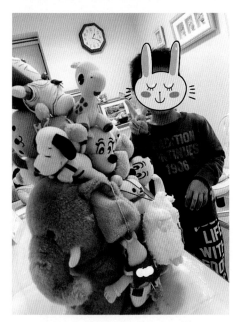

図 1. どうぶつピラミッドの様子

遊びながら「虫さん出てきた?」,「虫さん〇〇君に何かする?」と聴いてみる.「お家の中に虫が出てきて捕まえた」,「トントンとしたら虫がいなくなった」.遊びながら将来は宇宙飛行士になりたいこと,医院を出てからの予定,弟の性格のことなど聞かずとも話し出す.「弟は甘えん坊,いつもママのそばにいる.」目標の 11 個はクリア.「次は 12 個ね」と約束して笑顔で退室.

どうぶつピラミッドと虫退治(治療者 B の介入 2:受診 3 回目):「虫はときどきだけ出てくる」,「虫は人差し指でトントンすると少ししていなくなる,右側は左手でトントン,左側は右手でトントンする」.

どうぶつピラミッドは目標を大きく超えて 20 個に.健闘を称え 2 人で拍手と記念撮影.

どうぶつピラミッドと虫退治(治療者 B の介入 3:受診 5 回目):治療者 B とは 2 か月ぶり,自らどうぶつピラミッド.この日は弟も来院し一緒にピラミッド作成.弟をリードし積み上げを促したり,やんちゃする弟にも冷静に対応したりの様子がうかがえた.

「虫さん最近どう? どこかに出てくる?」

「頭にときどき出る」

「そんなときどうするの?」

「仲良くする? やっつける? 知らん顔する?」

「あたまを強く振って,地面に虫をたたきつけてやっつける」

「虫どうなるの? 倒れる?」

「他のところに出てきたりしない?」

「出てこないけど,出てきても体を振ったり回したり(ジェスチャーつきで)したらやっつけられる」

「〇〇君強い.もう平気そう」

「うん」

どうぶつピラミッドと虫退治(治療者 B の介入 4:受診 7 回目):掻破は全くなくなっており虫の話はなく,自らいつもの診察室へ治療者を誘導し,笑顔で元気に喋りながらどうぶつピラミッドも 20 体積んで「次はそれ以上」といって終結.

臨床経過 1(再診から 3 回目受診のサマリー:治療者 A):虫退治は父親にも了承され家族で取り組んでいるとのこと.

「幼稚園に行きたくない」に対して「行かないとだめ」というやりとりが繰り返されていたが,「行かなくていいよ」と逆説的に先手を打って言ってみたところ「クリスマス発表会の練習がある」と言って幼稚園に行ったとのこと.

「友達がいる公園に行ってみる」という母の提案に対し,「行きたくない」,「じゃ帰ろう」と言ってみたら「行ってみる」と言って公園に行った.

などのエピソードが語られ少し掻くのが減ったとのこと.

臨床経過 2(4 回目,5 回目受診のサマリー:治療者 A):著明軽快,ほとんど掻かなくなった.かさぶたを分解して父親と虫を探したりしているなど,家庭での虫退治が父親主導で行われているとのこと.幼稚園でのクリスマスの発表会ですごく褒められたり,おもちゃを自主的にかたづけて褒められたりなど,幼稚園の生活にもよい変化が増え,嫌がらずに通園するようになった.

臨床経過 3(6 回目,7 回目受診のサマリー:治療者 A):掻破痕は認めず.数か所残存した痒疹

に対してステロイドのプロアクティブ療法を行い軽快, 終結とした.

考　察：約1年6か月にわたり継続していた掻破習慣が約5か月, 計7回の受診（うち患児と治療者Bの面接は4回）で治癒した. 弟の疾患にまつわる母親の養育上の問題が原因という母親の仮説にはあえて介入せず，「幼稚園に行きたくない」という問題には逆説的なセリフを言う行動課題を行った. 掻破習慣とそれにまつわる相互作用に対しては，「虫退治」というメタファーを用いた外在化技法が奏効した. 紹介医と母親との関係が良好であったことがジョイニングがうまくいった一要因で，家族への行動課題がスムーズに受け入れられたと考えた.

おわりに

25年以上ブリーフサイコセラピーを皮膚科診療に応用することを考え続けてきたが，今では紹介した解決志向面接が無意識に診療で普段使いする会話になっており，患者も普通に会話して特殊な介入を受けたとは感じておられないと思う. 医師も患者も「どうやってよくなったかわからない，しかしよくなってよかったね」という文脈が最高であると考えている. 原因対策で解決することの少ない皮膚疾患に応用する心理療法として，原因を探らない本法が最もマッチすると考えている.

症例は心理療法の業界，特に家族療法の世界では昔から有名な東豊の「虫退治」[7]を使った症例を紹介した. 患者や家族が抱える問題を人のせいにするのではなく「虫」というメタファーを用いて外在化し，その攻撃や対処法を話し合うという技法である. 30年前に東教授の講演で聴いたときは感銘を受け，ブリーフサイコセラピーに関わりだしてからは長年にわたりご指導いただいた. 皮膚科では小, 中学生の掻破行動，抜毛症，爪かみなどに有効と考えられる.

文　献

1) ピーター・ディヤング, インスー・キム・バーグ（著）, 玉真慎子, 住谷祐子（監訳）：解決のための面接技法, 金剛出版, 1998.
2) 清水良輔：【家族療法とブリーフセラピー】皮膚科診療における家族療法とブリーフセラピー. こころの科学, **176**：69-74, 2014.
3) 宮田敬一：ブリーフセラピーの基礎. 医療におけるブリーフセラピー（宮田敬一編）, 金剛出版, 1999.
4) 吉川　悟（著）：セラピーをスリムにする！　ブリーフセラピー入門, 金剛出版, pp. 11-15, 2004.
5) 中島　央（著）：自然なトランス. やさしいトランス療法, 遠見書房, pp. 13-19, 2018.
6) 清水貴子：医療現場での逆転に向けて─皮膚科編. 逆転の家族面接（坂本真佐哉編）, 日本評論社, pp. 49-69, 2017.
7) 東　豊（著）：セラピストの技法, 日本評論社, pp. 151-191, 1997.

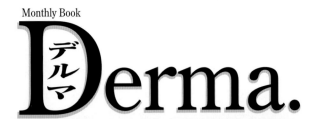

Monthly Book

デルマ Derma.

好評 No.275

外来でてこずる 皮膚疾患の治療の極意

―患者の心をつかむための診療術―

MB Derma. No. 275　2018 年 10 月増大号

●編集企画：安部　正敏
（廣仁会札幌皮膚科クリニック院長）
●定価（本体価格 4,800 円＋税）　●B5 判　●152 ページ

患者の心を鷲掴みにし、診療を円滑に
進めるための極意をエキスパートが詳説！

医師の声に耳を貸さない患者や、治療アドヒアランスが低く、なか
なか治癒に導けない患者など、外来でてこずる患者に出くわしたと
きにどう診療を進めるか…患者を納得させるための問診術や、治
療方針の組み立て直し方を、エキスパートが症例を多数提示して
詳説。明日からの診療に役立つ内容が盛りだくさんの一書です。

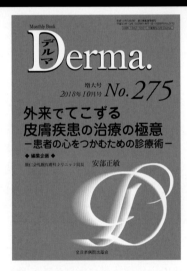

（株）全日本病院出版会　www.zenniti.com

〒 113-0033　東京都文京区本郷 3-16-4　　電話（03）5689-5989　　FAX（03）5689-8030

MB Derma, 301：57-64, 2020.

◆特集／こころと皮膚

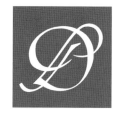

皮膚科診療に使える実践的心理療法：交流分析

山北高志*　芦原　睦**

Key words：交流分析（transactional analysis），皮膚科心身医学（psychosomatic dermatology），自己成長エゴグラム（Self Grow-up Egogram），円形脱毛症（alopecia areata），尋常性痤瘡（acne vulgaris）

Abstract　交流分析（transactional analysis；TA）は 1957 年に米国の精神科医 Eric Berne が精神分析から出発し，人間性心理学を統合して開始した心理療法の理論体系である．交流分析の「交流」とは対人交流，すなわちコミュニケーションを意味しており，人間関係や対人関係で問題を抱える患者が受診するプライマリケアの現場で有用な技法である．また，TA は行動変容に着眼した心理療法の理論体系でもある．簡便な用語が特色で，誰にでも理解しやすいように配慮されているため治療者-患者間での共通言語として使用することも可能である．現在では，治療のみならず教育や産業などの幅広い領域で利用されている．本法は基本理論さえ知っていれば誰にでも簡単に利用できる点が特徴であり，皮膚科心身症に対して選択されてよい心身医学療法であると考える．本稿では TA の基本理論と皮膚科診療での応用方法について解説する．

はじめに

　交流分析（transactional analysis；以下，TA）は 1957 年米国の精神科医である Eric Berne が創案した心理や行動についての理論体系であり，それを応用した心理療法である[1]．TA は精神分析の影響を受けており，精神分析の口語版ともいわれている．芦原は TA について"わかりやすい自分発見の方法で，やさしい対人関係の科学"と説明している[2]．TA は対人交流，すなわちコミュニケーションが分析対象であることが特徴であり，心療内科でよく用いられるだけでなく，人間関係や対人関係で問題を抱える患者が受診するプライマリケアで有用な心理療法である．精神分析は用語も難解なものが多く，理論や技法を習得するのに長

*　Takashi YAMAKITA，〒448-8505 刈谷市住吉町 5-15　医療法人豊田会刈谷豊田総合病院皮膚科，部長
**　Mutsumi ASHIHARA，中部ろうさい病院心療内科，部長

期の学習と訓練を必要とする．一方，TA は全般に簡潔で，難しい用語を用いず，努めて多くの人々に理解しやすくできている．また，その理論や方法をどこからでも学び始めることが可能であり，基本理論さえ知っていれば誰にでも活用できる点が特徴である[1]．以上より TA は皮膚科心身症の診療において，我々皮膚科医が応用しやすい心理療法である．

TA の哲学

　TA は以下の哲学的前提に基づいている．
　① 人は誰でも OK である．
　② 誰でも考える能力を持つ．
　③ 人は自分の運命を決め，そしてその決定は変えることができる．
　TA の最も基本的な考え方は「人は誰でも OK である」ということである．「OK」とは肯定的価値の総体であり，それが意味するのは，あなたも私もともに人間として価値があり，重要で，尊厳があるということである．あなたの行動が OK でない

としても，あなたの人間としての存在自体は私にとってOKなのである[3].

また，TAでは「今ここ」に生きている自分を特に重視している．人は誰もが考える能力を持っており，自分の人生や生き方を決めるのは自分自身で，その決定の責任の所在も自分自身にあるという基本理念が存在する[2].

4つの分析理論

TAの分析方法には，

① 構造分析

② 交流パターン分析（やりとりの分析）

③ ゲーム分析

④ 脚本分析

の4つがある．

構造分析とは，行動やパーソナリティーを3つの自我状態（心や行動）に分けて理解する方法である．交流パターン分析とは，自分と同じように相手の心を自我状態としてやりとりのなかで起こっている事態を検討することである．ゲームは，何度も繰り返され最後には嫌な気分で終わる，対人関係のなかでみられる悪いクセのことであり，脚本分析とは，知らず知らずのうちに子どものころに描いた人生の計画を脚本として分析する方法である[4].

本稿ではこれら4つの分析のうち，構造分析について解説する．その他については引用文献など専門書を参考にしていただきたい[5].

構造分析

1．自我状態

私たちは，自分の内部に3つの部分を備え，それにより人格が形成されている．それらを自我状態と呼んでいる．

Eric Berneは自我状態を「思考，感情，さらにはそれらに関連した一連の行動形式を統合した1つのシステム」と定義している．

すなわち，1人の人間のなかに3つの要素があり，このなかの1つがときどき人格全体を統制し

ているようにみえたり，また別の1つが3つの状態をすばやく行ったり来たりすることができる．

私たちの自我状態は，特に心理的な問題がないときにはそれなりにまとまって機能している．しかし何かが起こると，3つの自我状態のなかで強く反応する部分があり，その反応はその人特有の思考や行動パターンに繋がる[1].

自我状態には親の自我状態（Parent；以下，P），大人の自我状態（Adult；以下，A），子どもの自我状態（Child；以下，C）があり，これらの自我状態の構造は，3つの円を縦に積み重ねたような図で表す．さらにPは批判的な親の自我状態（Critical Parent；以下，CP）と養護的な親の自我状態（Nurturing Parent；以下，NP），に分かれ，Cは自由奔放な自我状態（Free Child；以下，FC）と順応した子どもの自我状態（Adapted Child；以下，AC）に分かれる（図1）．これら5つの自我状態を理解しやすいようにイラストで示したものが図2であり，芦原は"心の中の5人家族"と呼んでいる[6].

2．エゴグラム

エゴグラムはTAにおける自己分析法の1つである．Eric Berneの直弟子であるJohn M Dusayが，パーソナリティーのなかでそれぞれの自我状態がどの程度重要であるかを表示するため創案した方法である．自我状態をCP，NP，A，FC，ACの5つの機能に分けて，各項目に費やすエネルギー量の配分を記入する．その後，本邦でチェックリストによる客観的テストが開発された．本稿では，筆者が臨床で用いている自己成長エゴグラム（Self Grow-up Egogram；以下，SGE）について解説する．その他のエゴグラムの詳細は専門書を参考にしていただきたい[7].

3．SGE

SGEは1990年，桂により発案され，芦原をはじめとする中部心身医療ワークショップ（CPW）が開発，標準化したエゴグラムである（図3）[8][9].エゴグラムは結果を患者にフィードバックしやすいのが特徴であるが，TAに精通していない治療者にとっては，そのフィードバックに困難を感じ

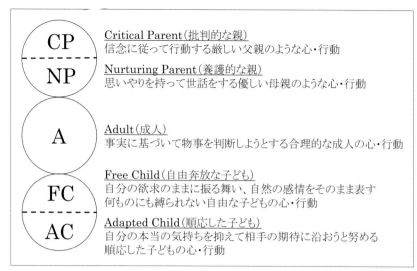

図 1. TA における自我状態

CP — Critical Parent（批判的な親）
信念に従って行動する厳しい父親のような心・行動

NP — Nurturing Parent（養護的な親）
思いやりを持って世話をする優しい母親のような心・行動

A — Adult（成人）
事実に基づいて物事を判断しようとする合理的な成人の心・行動

FC — Free Child（自由奔放な子ども）
自分の欲求のままに振る舞い，自然の感情をそのまま表す
何ものにも縛られない自由な子どもの心・行動

AC — Adapted Child（順応した子ども）
自分の本当の気持ちを抑えて相手の期待に沿おうと努める
順応した子どもの心・行動

ることがある．SGE の質問内容は可能な限り行動で表すように作成されており，"いいえ"と回答された質問内容について，その行動を行うようにアドバイスすればよいので，我々皮膚科医がプライマリケアの現場で使用しやすい．さらに SGE は著作権を放棄しているため，複写で自由に使用できるという点も特徴である[5]．

SGE の実施方法は，質問に対して"はい（○）"，"どちらでもない（△）"，"いいえ（×）"のいずれかで回答をしてもらう．その際に，"どちらでもない（△）"が多すぎると，結果が曖昧となるので可能な限り避けるように指導する．"はい（○）"が 2 点，"どちらでもない（△）"が 1 点，"いいえ（×）"が 0 点で項目ごとに合計点を出して，プロフィール表にプロットして折れ線グラフを書く．

SGE による行動変容の方法として，第 1 に SGE の結果から患者の行動パターンや習慣などを把握する．エゴグラムのパターンは人の個性と同様に良し悪しはない．しかしながら，自分の理想のエゴグラムと違う場合には低い自我状態を上げるのが有効である．低い自我状態を高めていくと相対的に高い自我状態が低くなり，エゴグラム全体のバランスがよくなっていく．

＜症例 1＞13 歳，女児[10]
既往歴：夜尿症
現病歴：6 年前に両親が離婚．そのころより円形の脱毛斑が出現し，新生と消退を繰り返してい

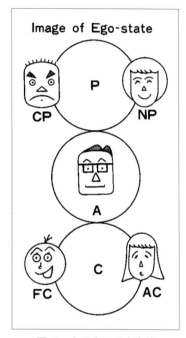

図 2. 心の中の 5 人家族
自我状態（心および行動）のイメージ

たため，近医で加療を受けていた．1 年前に母親が再婚．そのころより脱毛が急性に増悪したため近医を受診．副腎皮質ステロイド薬外用および内服，液体窒素療法を受けたが，完治しないため受診した．

家族環境：2 人きょうだいの第一子として出生．幼稚園のころに，夜中に両親が言い争っていることに気づいたことはあったが仲が悪いとは思っていなかった．小学校入学後，両親が離婚．母親と

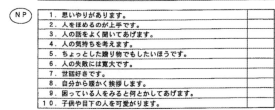
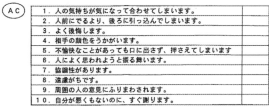
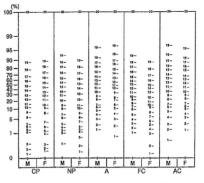

図 3. SGE

妹（2 歳下）と 3 人で暮らすようになった．中学 1 年のころ，母親が職場の同僚と再婚．女性だけの生活に突然男性が入ってきたので，どうしたらいいのかわからない感じだった．

母親からみた患児の性格：人に合わせるタイプ，目立つことは嫌いで，高望みはせず人並みでいいと思っている．

前医での治療：ステロイド（メチルプレドニゾロン 8 mg/day）の内服，外用を処方されていたが，ほとんど使用していなかった．液体窒素療法は疼痛のためやりたくなかったが，前医に怒られるのがいやだったので我慢して受けていた．

初診時現症：大小の脱毛斑が融合し，網状の大きな脱毛巣を形成していた．脱毛面積は 80％ を超えていた（図 4-a）．抜毛テストは陰性だった．眉毛，睫毛は保たれていた．

初診時の反応：Open question に対してはほとんど答えなかった．Closed question に対しては一回一回母親の顔を見ながら，回答していた．病歴は母親がすべて話した．

初診時検査所見：末梢血，生化学検査は特に異常がなく，各種自己抗体や甲状腺ホルモンも正常範囲内であった．

初診時心理テスト：自己評価式抑うつ尺度（self-rating depression scale；SDS）は 47 点，状態・特性不安尺度（state-trait anxiety inventory；STAI）は状態不安が 48 点（高い），特性不安が 63 点（非常に高い）だった．SGE は NP がもっとも高く，FC がもっとも低い「I am not OK, You are OK」という自己否定的な基本的対人関係の構えが示唆された（図 5）．

治療方針：良好な医師-患者関係を構築するため，前医での治療に対する思いについて傾聴した．そのうえで，内服，外用，液体窒素療法はす

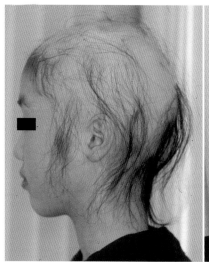
a．初診時

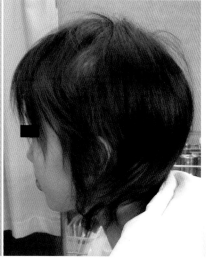
b．終診時（初診から2.5年後）

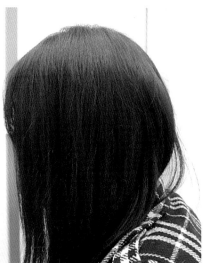
c．初診から5年後

図 4．症例1：13歳，女児

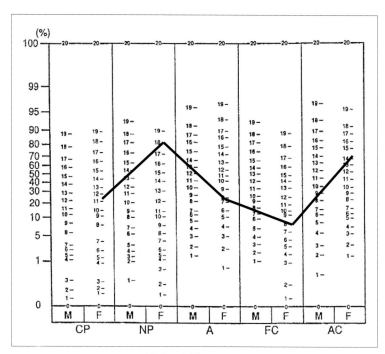

図 5．症例1のSGE

べて中止した．また，「毛が抜けていても，あなたの存在は大切なことです」と無条件の陽性ストロークを繰り返して与えた．外来を受診する際に日常生活のなかで面白かったこと，興味を持ったことを最低1つは話すように指導し，FCを上げるように試みた．

　経　過：半年後，クラスで流行っている家庭用ゲーム機のソフトのことを積極的に話したり，冗談を話して笑ったりするようになると同時に発毛が始まった．1年後には側頭部や後頭部にわずかに脱毛斑が残存するのみとなり，自分の意思でウイッグを外して登校するようになった．2年後には完全に脱毛斑は消失したため，終診とした（図4-b）．初診から5年が経過したが脱毛斑の再燃は認められない（図4-c）．その際，「脱毛を繰り返していたころは脱毛している自分自身を許せなかっ

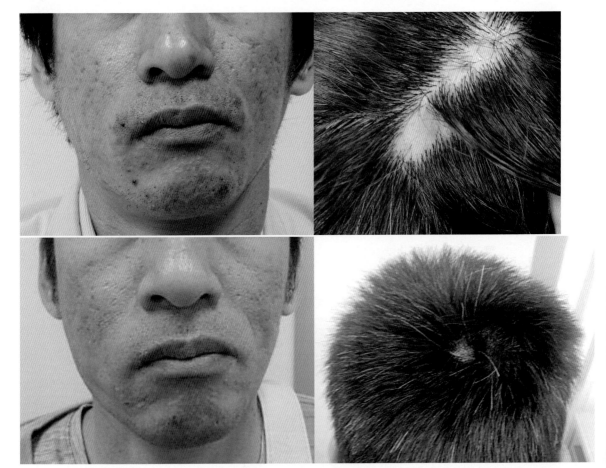

図 6. 症例 2：42 歳, 男性
a：初診時　　b：初診から 3 年後

た．今から考えると，自分を責めすぎていた気が
する」と語っていた．

考　案：本例においては患者の自己存在を有意
義なものとして認め，FC を増やしていくアプロー
チが奏功したと考えられる．

＜症例 2＞42 歳，男性

既往歴：特になし

現病歴：数年前より難治性の尋常性痤瘡のた
め，近医に通院．外用薬による治療を受けたが改
善に乏しかったため，複数の大学病院を受診．病
理検査を受けたが臨床診断と矛盾せず，治療方針
は変わらなかった．初診の 1 か月前に頭部の脱毛
が出現した．

生活歴：4 年大学工学部を卒業．22 歳で設計士
として就職．初診の 6 年前に，職場で上司にミス
に対して厳しい言葉で叱責されることをきっかけ
に仕事中に手が止まってしまい，作業が進まなく

なった．近医精神科を受診し，不安神経症（不安障
害）と診断された．初診の 4 年前に総務部人事課に
異動．仕事量を減らしてもらい仕事をしていた．
初診の 3 年前に症状が落ち着いてきたため営業部
に異動．仕事量が急激に多くなり，脱毛と痤瘡が
出現するようになった．

初診時現症：下顎を中心に痂皮を伴った痤瘡が
多発していた．頭頂部には 1 cm 大の脱毛斑が
あった．抜毛テストは陰性だった（図 6-a）．

初診時検査所見：末梢血，生化学検査は特に異
常がなく，各種自己抗体や甲状腺ホルモンも正常
範囲内であった．

初診時心理テスト：SDS は 50 点，STAI は状態
不安が 67 点（非常に高い），特性不安が 63 点（非常
に高い）だった．SGE は CP, A, AC が高く，NP,
FC が低い「I am not OK, You are not OK」とい
う基本的対人関係の構えが示唆された．理想が高

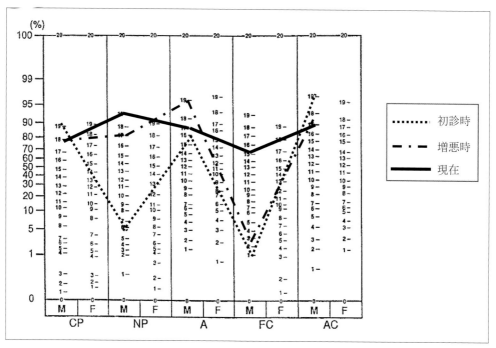

図 7. 症例 2：SGE の変化

いにもかかわらず，他人に対しては言いたいことが言えずに葛藤している自己否定−他者肯定の自我状態であることが想定された(図7).

初診時対応：2か月の休業とし，痤瘡の基本的治療に加えて，抗うつ薬の投与を開始したところ，抑うつ気分の改善とともに脱毛，痤瘡ともに改善した．SGE の質問内容で「趣味が豊かです」に対して「いいえ」と回答していたため，復職後に仕事量をセーブして趣味を持つように勧めた.

経過 ①：定時に帰宅し，スポーツジムに通うようになった．初診の1年9か月後に，営業先の担当が変更になったことをきっかけに抑うつ症状と痤瘡が増悪した．原因は新しい担当先の仕事に加えて，前の担当先から新しく担当になった後輩のクレームについて対応をしていたため，仕事量が増えたことが明らかになった．SGE は NP は上昇したが，FC は低値のままであった(図7).

増悪時対応：抗うつ薬を増量し，3か月休業とした．復職後に後輩に対するクレームは上司に相談し自分一人で対応しないこと，他者と交流できるような趣味を持つように勧めた.

経過 ②：復職後に2人の部下が急に退職したが，上司と相談して部署全体で仕事を割り振るこ

とができ対処することができるようになった．また，大学時代の友人からキャンプに誘われて参加したところ，とても楽しかったので次は自分でも企画をしたいと語っていた．これまで仕事の悩みは家庭で話すことはなかったが，妻に仕事の話をすることで気分転換して次の日の仕事に行けるようになった．3年経過し，痤瘡の新生はなくなった(図6-b)．SGE は FC が上昇し，なだらかなエゴグラムとなった(図7).

考 案：本例はうつ状態からの薬物療法も試みたが，自己のエゴグラムに気づきを持たせたことが良好な結果を得たと思われる.

おわりに

TA はわかりやすく，心療内科でよく用いられる実践的な心身医学療法の1つである．本法は治療者と患者の共通言語となり得るという点で，皮膚科医にも臨床応用しやすい心理療法である.

文 献

1) 中村和子，杉田峰康(著)：わかりやすい交流分析，チーム医療，pp.1-23，1984.

2) 芦原　睦(著)：自分がわかる心理テスト(桂　戴作監修)，講談社，pp. 29-48，1992.
3) イアン・スチュワート，ヴァン・ジョインズ(著)：TA TODAY(深沢道子監訳)，実務教育出版，pp. 4-11，1991.
4) 桂　戴作，杉田峰康，白井幸子(著)：交流分析入門，チーム医療，pp. 7-13，1984.
5) 芦原　睦(著)：エゴグラム実践マニュアル，チーム医療，pp. 9-52，2006.
6) 芦原　睦(著)：心の中の5人家族～彼らが織りなす人生ドラマ，チーム医療，pp. 67-149，2009.
7) 新里里春，水野正憲，桂　戴作ほか(著)：交流分析とエゴグラム，チーム医療，pp. 44-49，1986.
8) 芦原　睦，酒井淑子，伊藤章代ほか：自己成長エゴグラム(SGE)の開発経緯と研究の現状. 交流分析研究，**18**：11-16，1993.
9) 鈴木理俊，佐田彰見，小川正子ほか：自己成長エゴグラム(SGE)の研究. 心身医学，**9**：80-87，1997.
10) Yamakita T, Shimizu Y, Arima M, et al：Successful treatment of multiplex alopecia areata using transactional analysis：a case report. *Case Rep Dermatol*, **6**：248-252, 2014.

MB Derma, **301**：65-72, 2020.

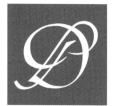

◆特集／こころと皮膚

皮膚科診療に使える心理療法スキル：コーチング

三原祥嗣*

Key words：コーチング(coaching), コミュニケーション(communication), ラポール(rapport), 承認(acknowledgement), 傾聴(listening), 質問(question)

Abstract コーチングはスポーツのみならず, ビジネス, 教育, 子育て, そして医療の分野でも活用が広がっている. コーチングとは, 答え・能力はプレイヤー(クライアント・部下・生徒・子・患者など)自身に既に備わっているとの考えの下, コーチ(上司・先生・親・医師など)は会話を通じて気づきを生じさせ, プレイヤーの主体的な取り組みをサポートして最大の能力を引き出し, 最大の成果を創り出す双方向のコミュニケーションである. 皮膚科診療にコーチングを活用することで, 患者の主体的な取り組みをサポートして治療意欲を引き出し, 服薬アドヒアランスの向上や生活習慣の改善をもたらし治療効果を高めることが期待できる.

はじめに

スポーツでトップアスリートにコーチが付くことは当たり前であり, ビジネスの世界でも Google, Apple, YouTube などの世界的なビジネスの成功者に名コーチが付いていたことは有名である[1]. 現在, コーチングは世界や日本のビジネスだけでなく, 教育, 子育て, そして医療の分野でも活用が広がっている. また, 日本皮膚科学会をはじめ多くのリーダーシップ研修にもコーチングが導入されている[2].

筆者は15年前からコーチングを学ぶ機会に恵まれ, 現在も個人的にコーチを付けて毎週コーチングを受けながら, また, コーチとしてコーチングを行っている. そして, 自らの診療にも試行錯誤しながらコーチングを取り入れてきたこともあり[3], 本稿執筆の機会を与えられた. 本稿の前半ではコーチングを用いない診療とコーチングを用いた診療の会話例を提示する. そして後半では代表的なコーチングスキルの紹介と, 診療にコーチ

ングを用いる際のポイントを解説する. なお, 本稿で解説するコーチングはあくまでも筆者個人の15年間のコーチングの学習と経験に基づくものである. 世間一般には様々なコーチングのやり方や流派があり, 必ずしもそれらとは合致していない点もあることはご容赦いただきたい.

コーチングとは

コーチングとは, ある学者が提唱した学説などではなく, 日常のコミュニケーションで人の力をうまく引き出して成果が出た事例を検討し, 心理学的手法を取り入れながら体系化したものである. とらえ方によって様々な定義の仕方があるが, 本稿ではコーチングとは, 「答え・能力はプレイヤー(クライアント・部下・生徒・子・患者など)自身に既に備わっているとの考えの下, コーチ(上司・先生・親・医師など)は会話を通じて気づきを生じさせ, プレイヤーの主体的な取り組みをサポートして最大の能力を引き出し, 最大の成果を創り出す双方向のコミュニケーション」と定義する. したがって, 皮膚科診療でのコーチングは, 「答え・能力は患者自身に既に備わっていると

---

* Shoji MIHARA, 〒732-0023 広島市東区中山東 2-2-1-2 三原皮ふ科アレルギー科, 院長

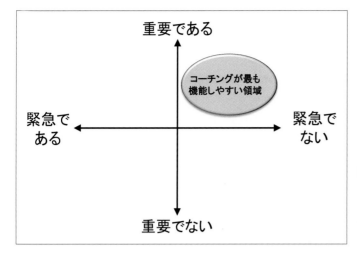

図 1.
コーチングが機能しやすい領域
コーチングは，緊急性はないが重要なこと
に対して特に有用である．

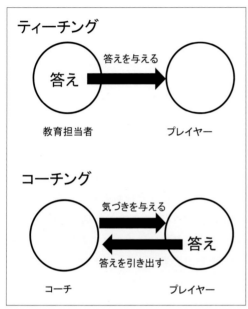

図 2.
ティーチングとコーチング
ティーチングは教育担当者が持っている答えをプレイヤーに
与える一方向のコミュニケーション．コーチングはコーチがプ
レイヤーに答えの代わりに気づきを与え，プレイヤーが持って
いる答えを引き出す双方向のコミュニケーション．ティーチン
グでは教育担当者の持つ答えが唯一の答えとなるが，コーチン
グではプレイヤーの数だけ答えが存在する．

の考えの下，医師は診療を通じて患者に気づきを
生じさせ，患者の主体的な取り組みをサポートし
て最大の能力を引き出し，最大の成果を創り出す
コミュニケーション」となる．コーチングは，緊急
性はないが重要なことに対して特に有用とされて
おり（図1），皮膚科診療でもコーチングを取り入
れることで，服薬アドヒアランスの向上や生活習
慣の改善をもたらし治療効果を高めることが期待
できる．コーチングはしばしばティーチングと比
較されるが，ティーチングは基本的に教育担当者
が持っている答えをプレイヤーに与える一方向の
コミュニケーションである．それに対し，コーチ
ングはコーチがプレイヤーに答えの代わりに気づ

きを与え，プレイヤーが持っている答えを引き出
す双方向のコミュニケーションである（図2）．こ
のためティーチングでは教育担当者が持つ答えが
唯一の答えとなるが，コーチングではプレイヤー
の数だけ答えが存在することになる．

皮膚科診療の会話例

　コーチングを取り入れた診療を具体的にイメー
ジするために，コーチングを取り入れない通常の
会話例とコーチングを取り入れた会話例を以下に
示す．なお，以下の会話例は一部に脚色があるが，
筆者自身の実体験に基づいたものである．【　】内
はスキルの名称や解説である．

1．コーチングを取り入れない皮膚科診療の会話例

医　師：はい，次の方どうぞ．調子はどうですか？【情報収集のオープンクエスチョン】

患者A：はい，それが，調子が悪いんです．

医　師：どのように悪いんですか？【情報収集のオープンクエスチョン】

患者A：波があって，最近は特に蕁麻疹がひどく，痒いときが多いんです．

医　師：どういうときが痒いですか？【情報収集のオープンクエスチョン】

患者A：忙しいときが痒いです．

医　師：ちゃんと薬は飲めていますか？【決めつけのクローズドクエスチョン】

患者A：ちゃんとではないですが……

医　師：やっぱりそうですか〜．どうしてちゃんと飲めないのですか？【言い訳を引き出すオープンクエスチョン】

患者A：仕事が忙しいし，家に帰るのも遅くて，疲れてシャワーを浴びずに寝てしまうこともあります．時間に追われるし，つい飲み忘れてしまうんです．それに……

医　師：そうは言っても，ちゃんと薬を飲んでもらわないと治る病気も治らないですよ！【Youメッセージ，脅迫】

患者A：そうは言っても先生，とにかく痒くてたまらないんです．どうにかしてくださいよ！

医　師：じゃ，お薬を変えておきます．でも今度はちゃんと飲んでください！【Youメッセージ，指示・命令】

患者A：（沈黙）

医　師：では，来週来て下さい．

患者A：（沈黙）

医　師：お大事に．

患者A：（沈黙）

診療後の医者の思いとしては，「来週ちゃんと来るかな？　やっぱり難しいかな？」，「アドヒアランスが低いなぁ．まあ，言うべきことは言ったし来なくても私は悪くない！」などが浮かぶのではないだろうか．患者Aの思いは自由に想像してみて欲しい．

2．コーチングを取り入れた皮膚科診療の会話例

医　師：Aさん，お待たせしました．【存在承認：名前を呼ぶ・わびる】調子はどうですか？【情報収集のオープンクエスチョン】

患者A：はい，それが，調子が悪いんです．

医　師：調子が悪いんですか〜．【オウム返し】どのように悪いんですか？【情報収集のオープンクエスチョン】

患者A：波があって，最近は特に蕁麻疹がひどく，痒いときが多いんです．

医　師：なるほど．【相づち】ところで，調子が最高によいときを10点，最悪を0点とすると，何点くらいになりますか？【可視化するオープンクエスチョン：スケーリング】

患者A：え〜と．最近は5点くらいかな？

医　師：5点ですか．【オウム返し】どうして5点なのですか？

患者A：さっき言ったように，とにかく痒くてたまらないんです．

医　師：いやいや，私が知りたいのはどうして0点でなく5点もあるのだろうということなんですが．【視点を変えるオープンクエスチョン：例外探し】

患者A：う〜ん？　まあ，あまり痒くないときもあるし〜

医　師：どういうときがあまり痒くないんですか？【視点を変えるオープンクエスチョン：例外探し】

患者A：まあ，蕁麻疹の薬をちゃんと飲んでると楽にはなるんですが……

医　師：なるほど．【相づち】蕁麻疹の薬をちゃんと飲むと楽になるんですね．【オウム返し】

患者A：はい．そういえば，最近忙しくてちゃんと飲めてないですね．

医　師：忙しくてちゃんと飲めていないんですねえ．【オウム返し】Aさん，ちょっと変なこと聞いてもいいですか？【許可をとるクローズドクエ

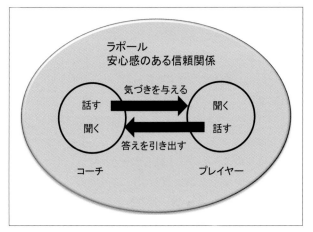

図 3. ラポール

コーチングをはじめ，良好なコミュニケーションにおいてはラポール，安心感のある信頼関係が構築されていることが重要である．

スチョン】

　患者Ａ：ええ．

　医　師：もし，蕁麻疹が完全に治って10点満点になったらＡさんはどうなるんですか？【視点を変えるオープンクエスチョン：ミラクル質問】

　患者Ａ：う〜ん．夜中も痒くないし，ぐっすり眠れて仕事の成績も上がりますかね．それに，人の前でも蕁麻疹が出ないかを気にしなくてよくなるし，なんか自分に自信がつくような気もしますね．

　医　師：いいですね．【相づち・共感】蕁麻疹が治ると仕事の成績も上がって，自分に自信がつくんだ〜．【オウム返し，同じ絵を見る】ところで，さっき5点と言われていましたが，5点を6点に上げるためには，何かできますか？【視点を変えるオープンクエスチョン：ベビー・ステップ】

　患者Ａ：そうですね．やっぱり薬をきちんと飲むことでしょうね．ちゃんと飲めば，すぐに8〜9点くらいにはなるかな？

　医　師：そうですか，ちゃんと飲むとすぐに8〜9点にはなるんですね．【オウム返し】ちゃんと飲むために，何か工夫できることはありますか？【具体的な行動を引き出すオープンクエスチョン】

　患者Ａ：そうですね．薬を机の上に出しておくと忘れにくいですかね．

　医　師：いいですね．【相づち・共感】では，来週様子を教えてください．次回を楽しみにしていますね．【Ｉメッセージ】

　患者Ａ：はい，来週またよろしくお願いします．

　診療後の医者の思いとしては，「来週はどうなっているのかな？　仕事のことも聞いてみようかな？」などが浮かぶのではないだろうか．患者Ａの思いは自由に想像してみて欲しい．

代表的なコーチングスキルの解説

1．ラポール〜安心感のある信頼関係を築く〜

　コーチングに限らず，ティーチングや診療を含め，良好なコミュニケーションにおいては安心感のある信頼関係，ラポールが構築されていることが重要である（図3）．ラポールには，安心感のみでなく，なんとなく好きといった感覚的な信頼感や，本人が意識していないレベルでの信頼感も含まれる．特別なトレーニングをしなくても患者とのラポールの構築が上手い医師も少なくないが，ラポールはトレーニングによって築き方を向上させることも可能である．ラポールを築くためには，視線を合わす，腕や足を組まないなどの姿勢，自然な笑顔などの表情，うなずき，しぐさなどの非言語的な情報も重要である．また，後述する「聞く」スキルも有用である．さらには，相手の話すスピードや声のトーンにこちらもスピードやトーンを合わせる（ペーシング），相手の動き（しぐさや姿勢の変化）に合わせてこちらも同じ動きをする（ミラーリング），会話の間での相づち，オウム返しなども有用となる[4)5)]．

2．聞く〜「ちゃんと話を聞いてもらえた」と感じてもらう聞き方をする〜

　日ごろ，医師は患者から様々な医療情報を聞き出し，診断や治療に役立てている．その点において，医師は「聞く」プロである．しかし，「聞く」には多種多様な聞き方があり，我々が行っている情報収集のための「聞く」はそのなかの1つにすぎない．一方，コーチングにおける「聞く」は，自分（医師）のために「聞く」のでなく，主として相手（患者）のために「聞く（傾聴する）」ことが求められて

表 1. 「聞く」ことの効用

話し手(患者)側の効用	聞き手(医師)側の効用
・すっきりする	・患者の思考過程がわかる
・頭の中が整理される	・患者が何を求めているかがわかる
・安心する	・患者からの信頼度が上がる
・受け入れてもらえたと認識できる	・患者とのラポールが築ける
・医師を信頼する	・医師の話を聞いてもらえる
・心の扉を開く	・今後の指導がしやすくなる
・医師の話を聞こうと思う	・患者のアドヒアランスが向上する
・さらに報告したくなる	
など	など

いる．そのためには，患者が話すことを診療に必要か不必要かといちいち判断することなく，まずは最後まで受け取るという感覚が必要である．

筆者自身，「聞く」トレーニングをした当初は日ごろの臨床の癖で，常に内容を判断しながら相手の話を聞いていたことに驚いた．そして，臨床のみならず日常会話でも常に相手の話を判断しながら聞いていることに驚くばかりでなく，いまだにしっかり意識していないと，つい自分のために聞いてしまうことも少なくない．しばしばコミュニケーションがキャッチボールに例えられるように，診療においても，まずは相手の言葉を診断に不必要と聞き流すことなく，最後まで受け取ることから始める必要がある．相手が「ちゃんと話を聞いてもらえた」と感じる聞き方ができているかが重要となる[4]~[6]．このためには前述の視線，表情などの非言語情報のほか，相づち，患者の言葉を真似て返すオウム返しなどのスキルを用いて「ちゃんと聞いているよ」のメッセージを送ることも有用である．「聞く」の効用について表1に示した．

3．承認～相手を認める～

コーチングというと「とにかく相手をほめたらよい」とか「ほめて伸ばす方法」と誤解されることも少なくない．確かに「ほめる」は承認スキルの1つではあるが，全員が常にほめられたいと思っているわけでもなく，またタイミングによっては逆効果となることもあり，逆に「叱る」という承認スキルが効果的な場面もある[7]．承認は，存在承認，成果承認，事実承認に大別することができる（図4）．存在承認は相手の存在を認めること，相手の存在に私は気がついているというメッセージを送ることである．存在承認があると，相手は安心してコミュニケーションをとることができる．この反対が「無視」であり，存在承認がコミュニケーションの基本中の基本であることは理解しやすいと思われる．コーチングにおいて，あいさつや，相手の名前を呼ぶ，相手を観察した結果をそのまま伝える（例：服装がいつもと違うなど）ことなどは存在承認に含まれる．成果承認は創り出した成果を承認することであり，前述の「ほめる」も成果承認の1つである．成果承認は相手が達成したことに対して行われるため非常にわかりやすい反面，よい成果を創り出していないと承認する側，される側とも苦しくなってくる．例えば，テストで満点をとった子どもの成果承認「ほめる」は比較的やりやすいが，毎回点数をとれない子どもに対しての成果承認は苦しい．事実承認は，相手の成長や変化しているプロセスを承認することで，成果が出ていない相手に対してもいつでも行うことができるが，相手をよく観察していないと承認することができない．コーチの腕の見せどころの1つでもある．適切な承認はプレイヤーの自己効力感やモチベーションを上昇させ，自発的な行動を起こしやすくする．

4．質問～効果的な質問をする～

コーチングにおいてコーチはプレイヤーに答えを与えるのでなく，気づきを与えてプレイヤーが持っている答えを引き出すと前述したが，この気づきを与えるために非常に重要なのが質問というスキルである．特に効果的な質問があるとプレイヤーの視点が変わって気づきが生まれやすく，行

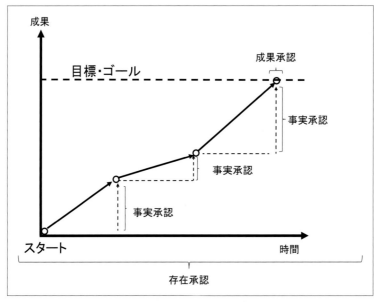

図 4. 存在承認, 成果承認, 事実承認

存在承認：相手の存在を認めること, 相手の存在に私は気がついているというメッセージを
送ること.
成果承認：創り出した成果を承認すること.
事実承認：相手の成長や変化しているプロセスを承認すること.
適切な承認はプレイヤーの自己効力感やモチベーションを上昇させ, 自発的な行動を起こし
やすくする.

動が促進され, 成果が出るという流れにつなが
る. 診療において我々医師は, いつからどんな症
状があって, その後どういう経過をとったかなど
の情報収集のための質問は得意であるが, ここで
述べる効果的な質問とは医師にとってではなく,
患者に気づきが生まれ行動が促進されるために効
果的な質問のことを指している.

　質問の分類の仕方は様々あるが, 質問は Yes,
No で答えるクローズドクエスチョンと, Yes, No
では答えることができない, いつ, どこで, だれ
と, なにが, なぜ, どのようにといった 5W1H に
よるオープンクエスチョンの 2 つに分類すること
ができる. コーチングにおいて, クローズドクエ
スチョンは情報収集やニーズの確認, またプレイ
ヤーのコミットメントを確認する目的で使われて
いる. しかし, プレイヤーに気づきを与える効果
的な質問の多くは Yes, No では答えられないオー
プンクエスチョンが主体となっている.

　5W1H によるオープンクエスチョンで「Why
(なぜ・どうして)」を用いた質問は, その使い方に
よって非常に効果的な質問になったり, むしろ逆

効果になったりするので注意が必要である. 日常
生活でも Why による質問は過去に起きた否定的
なできごとや失敗例によく用いられている質問
で, そのような場合, 改善策を引き出すのではな
く, 詰問となり言い訳を引き出してしまうことが
多い. 失敗した子どもに「どうしてそんなことし
たの！」と問えば, 改善策でなく, 「だって……」と
言い訳が返ってくることを考えればわかりやすい
と思われる. 患者に対しても「なぜ薬を使わな
かったのか」と過去の否定的なできごとに対して
Why 質問を用いると, 当然ながら様々な言い訳
を引き出してしまい, 気づきや行動には結びつか
ない. このような場合は Why 質問でなく, 未来
に視点を移して「どうしたらうまくいくのか？」,
「何があったらできるのか？」などの How や What
を用いた未来質問に言い換えると効果的である
(図 5).

　一方, 過去の肯定的なできごと, 成功例に対し
ての Why 質問は非常に効果的で, 「なぜうまく
いったのか」という質問(ヒーローインタビュー)
をするとプレイヤーの中に様々な思いが起こり,

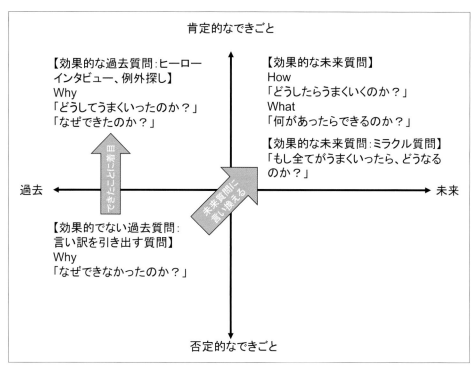

図 5. 効果的な質問

過去の否定的なできごとに対してWhyを用いた質問をすると言い訳を引き出してしまう.
HowやWhatを用いた未来質問への言い換えや,わずかにできていたことに着目した例外
探しのWhy質問を用いることで視点が変わり,気づきやアイデアが生まれやすくなる.

次へのアイデア,気づきも生まれやすくなる.また,過去の否定的なできごとでも,その中にある「わずかにできていること」に着目して,なぜできたのかというWhy質問(例外探し)も効果的である.前述の皮膚科診療の会話例でも,過去のできていないことではなくできていることに注目した「なぜ5点もあるのか」という質問を行うことで患者に気づきが生まれ,次へのステップに結びついた.さらに,「もしすべてがうまくいったらどうなる?」,「もし10点満点になったらどうなる?」などゴールを達成したときの未来質問(ミラクルクエスチョン)も非常に効果的で,プレイヤーの中に様々な気づきやアイデアが生まれ自発的な行動に結びつきやすい.

5. 伝える〜相手に伝わる話し方をする〜

話したはずなのに相手が聞いていない,相手に伝わっていないことは臨床現場でもしばしば遭遇することである.「聞く」という行為は受け身の行為と思われがちであるが,実は自分が聞こうと思って積極的にならないと,言い換えれば「聞く

耳のレセプター」を発現させないと話し手からの情報を受け取ることができない[4]~[6].プレイヤーに話を伝えるためには,プレイヤーが聞く耳レセプターを発現させているかを確認する必要がある.このためには前述した通りプレイヤーとラポールを築き,まずはプレイヤーの話をちゃんと聞くことが必要である.プレイヤーは自分の話をちゃんと聞いてもらえたと感じると,今度は相手の話を聞こうと聞く耳レセプターを発現しやすくなるのである.さらに,「では,私から話をしてもいいですか?」,「少し変なことを聞いてもいいですか?」,「提案してもいいですか?」などのクローズドクエスチョンを用いて許可をとることも有用である.

さらに,伝える言葉使いとしては,文章を英訳すると主語が相手,YouとなるYouメッセージでなく,主語が私,IとなるIメッセージのほうが,相手が受け取りやすく,記憶に残りやすいとされている.IメッセージとYouメッセージの特徴を表2に示した.

表 2. You メッセージと I メッセージの特徴

	You メッセージ	I メッセージ
主　語	You (相手)	I (私)
例	「すごいですね」 「素晴らしいですね」 「頑張りましたね」 「～○○してください」	「～○○してもらうと嬉しいです」 「～○○を楽しみにしています」 「～○○に見えます」 「～○○に聞こえます」
特徴	記憶に残りにくい 評価されていると感じる 多用されると反発を覚えることもある 指示によって行動するようになる	記憶に残りやすい 話し手の感情を伝えることができる 相手が受け取りやすい 選択権があり，自発的に行動しやすくなる

診療にコーチングを用いる際の注意点とポイント

コーチングにおいて，答えはプレイヤー(診療では患者)の中にあるという考えが基盤となっている．一方，患者は様々な考えを持っており，なかには医学的に明らかな間違いに基づいていることもある．したがって，正確な医療情報に基づく指導，ティーチングも重要であり，コーチングの一辺倒の診療は現実的でない．実際の診療においてはティーチングとコーチングを織り交ぜながら行う必要がある．また，コーチングは基本的にメンタルにおいて健康な人を対象としており，精神障害に対してコーチングを行うことは想定されておらず，精神障害に対しては精神科医や心理療法士による薬物療法，心理療法が用いられる必要がある．

また，様々なコーチングスキルの活用は有用であるが，いざ会話のなかでスキルを使おうと意識しすぎると，ぎこちない会話になってしまうこともある．多くのスキルを一度に会話に入れ込むよりも，自分がやりやすいスキルから少しずつ，自分なりの意図を持って試してみるのがお薦めである．また，「どうしたらこの人の答え・能力を引き出すことができるだろうか」と考え続けるスタンスが，コーチングがうまくいくポイントであると確信している．

おわりに

コーチングは万能ではないが，知っていると役に立つというのが，コーチングを学び続けての実感である．紙幅の都合上，コーチングスキルの一部の概説となったが，最近はコーチングの書籍が数多く出版されているので，本稿で参考に挙げた書籍[4]～[7]に限らず読者自身に合ったもの，ピンときたものを手に取っていただければ幸いである．本稿をきっかけに，診療だけでなくスタッフとの面談や家庭でもコーチングを実践する皮膚科医が増えて，随所でコミュニケーションの質に変化が生じてもらえれば筆者としては望外の喜びである．

文　献

1) エリック・シュミットほか(著)：1 兆ドルコーチ―シリコンバレーのレジェンド ビル・キャンベルの成功の教え，ダイヤモンド社，2019.
2) 高山かおるほか：しなやかリーダーシップワークショップ 2017～Find Yourself in Dermatology～ キャリア支援委員会企画 第 4 回皮膚科リーダー養成ワークショップ 2017. 日皮会誌，**128**(3)：387-398，2018.
3) 三原祥嗣：コーチングを用いたアトピー性皮膚炎診療．アレルギーの臨床，**31**(8)：727-730, 2010.
4) コーチ・エイ(著)：この 1 冊ですべてわかる 新版コーチングの基本，日本実業出版社，2019.
5) 松本一成(著)：コーチングを利用した糖尿病栄養看護外来―行動変容を促すスキルを身につける，中山書店，2015.
6) 伊藤　守(著)：もしもウサギにコーチがいたら―「視点」を変える 53 の方法，大和書房，2002.
7) 野津浩嗣(著)：人がおもしろいように育つ ホメシカ理論，梓書院，2014.

図解 **こどもの あざとできもの**

新刊

診断力を身につける

編集　順天堂大学浦安病院形成外科　林　礼人
　　　赤坂虎の門クリニック皮膚科　大原國章

2020年8月発行　B5判　138頁　定価(本体価格5,600円+税)

臨床写真から
検索できる
アトラス疾患別
目次付き!!

**"こども" の診療に携わる
すべての方に送る!**

皮膚腫瘍外科をリードしてきた編者が
経験してきた64疾患520枚臨床写真と
できもの（腫瘍）とあざ（母斑）の知識を
ぎゅっと凝縮しました!!

CONTENTS

弊社紹介
ページはこちら

◀◀◀◀

全日本病院出版会　〒113-0033　東京都文京区本郷3-16-4　Tel:03-5689-5989
www.zenniti.com　　　　　　　　　　　　　　　　　　　Fax:03-5689-8030

FAX による注文・住所変更届け

改定：2015 年 1 月

　毎度ご購読いただきましてありがとうございます．
　読者の皆様方に小社の本をより確実にお届けさせていただくために，FAX でのご注文・住所変更届けを受けつけております．この機会に是非ご利用ください．

◇ご利用方法

　FAX 専用注文書・住所変更届けは，そのまま切り離して FAX 用紙としてご利用ください．また，注文の場合手続き終了後，ご購入商品と郵便振替用紙を同封してお送りいたします．**代金が 5,000 円をこえる場合，代金引換便とさせて頂きます．**その他，申し込み・変更届けの方法は電話，郵便はがきも同様です．

◇代金引換について

　本の代金が 5,000 円をこえる場合，代金引換とさせて頂きます．配達員が商品をお届けした際に，現金またはクレジットカード・デビットカードにて代金を配達員にお支払い下さい(本の代金＋消費税＋送料)．(※年間定期購読と同時に 5,000 円をこえるご注文を頂いた場合は代金引換とはなりません．郵便振替用紙を同封して発送いたします．代金後払いという形になります．送料は定期購読を含むご注文の場合は頂きません)

◇年間定期購読のお申し込みについて

　年間定期購読は，1 年分を前金で頂いておりますため，代金引換とはなりません．郵便振替用紙を本と同封または別送いたします．送料無料，また何月号からでもお申込み頂けます．
　毎年末，次年度定期購読のご案内をお送りいたしますので，定期購読更新のお手間が非常に少なく済みます．

◇住所変更届けについて

　年間購読をお申し込みされております方は，その期間中お届け先が変更します際，必ずご連絡下さいますようよろしくお願い致します．

◇取消，変更について

　取消，変更につきましては，お早めに FAX，お電話でお知らせ下さい．
　返品は，原則として受けつけておりませんが，返品の場合の郵送料はお客様負担とさせていただきます．その際は必ず小社へご連絡ください．

◇ご送本について

　ご送本につきましては，ご注文がありましてから約 1 週間前後とみていただきたいと思います．お急ぎの方は，ご注文の際にその旨をご記入ください．至急送らせていただきます．2～3 日でお手元に届くように手配いたします．

◇個人情報の利用目的

　お客様から収集させていただいた個人情報，ご注文情報は本サービスを提供する目的(本の発送，ご注文内容の確認，問い合わせに対しての回答等)以外には利用することはございません．

　その他，ご不明な点は小社までご連絡ください．

株式会社 全日本病院出版会　〒 113-0033 東京都文京区本郷 3-16-4-7F
電話 03(5689)5989　FAX03(5689)8030　郵便振替口座 00160-9-58753

FAX 専用注文用紙 5,000 円以上代金引換 (皮 '20.9)

Derma 年間定期購読申し込み（送料弊社負担）		
□ 2021 年 1 月～12 月（定価 41,690 円）　　□ 2020 年＿月～12 月		

□ Derma バックナンバー申し込み（号数と冊数をご記入ください）		
No.　　／　　　冊　　No.　　／　　　冊　　No.　　／　　　冊		

Monthly Book Derma. 創刊 20 周年記念書籍	
□ そこが知りたい 達人が伝授する日常皮膚診療の極意と裏ワザ（定価 13,200 円）	冊

Monthly Book Derma. 創刊 15 周年記念書籍	
□ 匠に学ぶ皮膚科外用療法―古きを生かす，最新を使う―（定価 7,150 円）	冊

Monthly Book Derma. No. 300（'20.9 月増大号）	
□ 皮膚科医必携！外用療法・外用指導のポイント　新刊	冊

Monthly Book Derma. No. 294（'20.4 月増刊号）	
□ "顔の赤み" 鑑別・治療アトラス（定価 6,380 円）	冊

Monthly Book Derma. No. 288（'19.10 月増大号）	
□ 実践！皮膚外科小手術・皮弁術アトラス（定価 5,280 円）	冊

Monthly Book Derma. No. 281（'19.4 月増刊号）	
□ これで鑑別は OK！ ダーモスコピー診断アトラス（定価 6,160 円）	冊

Monthly Book Derma. No. 275（'18.10 月増大号）	
□ 外来でてこずる皮膚疾患の治療の極意（定価 5,280 円）	冊

PEPARS 年間定期購読申し込み（送料弊社負担）		
□ 2021 年 1 月～12 月（定価 42,020 円）　　□ 2020 年＿月～12 月		

□ PEPARS バックナンバー申し込み		
（号数と冊数をご記入ください）　　No.　　／　　　冊　　No.　　／　　　冊		

PEPARS No. 147（'19.3 月増大号）	
□ 美容医療の安全管理とトラブルシューティング（定価 5,720 円）	冊

PEPARS No. 135（'18.3 月増大号）	
□ ベーシック＆アドバンス 皮弁テクニック（定価 5,720 円）	冊

□ 図解 こどものあざとできもの―診断力を身につける― 新刊	冊
□ Kampo Medicine　経方理論への第一歩（定価 3,300 円） 新刊	冊
□ ストレスチェック時代の睡眠・生活リズム改善実践マニュアル（定価 3,630 円） 新刊	冊
□ 美容外科手術―合併症と対策―（定価 22,000 円） 新刊	冊
□ 足育学 外来でみるフットケア・フットヘルスウェア（定価 7,700 円）	冊
□ ケロイド・肥厚性瘢痕 診断・治療指針 2018（定価 4,180 円）	冊
□ 実践アトラス 美容外科注入治療 改訂第 2 版（定価 9,900 円）	冊
□ Non-Surgical 美容医療超実践講座（定価 15,400 円）	冊
□ カラーアトラス 爪の診療実践ガイド（定価 7,920 円）	冊
□ スキルアップ！ニキビ治療実践マニュアル（定価 5,720 円）	冊
□ イチからはじめる 美容医療機器の理論と実践（定価 6,600 円）	冊

その他（雑誌名/号数，書名と冊数をご記入ください）	
□	

お名前	フリガナ		要捺印	診療科
ご送付先	〒　　　―			

TEL :　　　（　　　　　）	FAX :　　　（　　　　　）

FAX 03-5689-8030 全日本病院出版会行

年　　月　　日

住 所 変 更 届 け

お 名 前	フリガナ	
お客様番号		毎回お送りしています封筒のお名前の右上に印字されております8ケタの番号をご記入下さい。
新お届け先	〒　　　　　都 道 　　　　　　府 県	
新電話番号	（　　　　　）	
変更日付	年　　月　　日より	月号より
旧お届け先	〒	

※ 年間購読を注文されております雑誌・書籍名に✓を付けて下さい。
- ☐ Monthly Book Orthopaedics （月刊誌）
- ☐ Monthly Book Derma. （月刊誌）
- ☐ 整形外科最小侵襲手術ジャーナル （季刊誌）
- ☐ Monthly Book Medical Rehabilitation （月刊誌）
- ☐ Monthly Book ENTONI （月刊誌）
- ☐ PEPARS （月刊誌）
- ☐ Monthly Book OCULISTA （月刊誌）

バックナンバー 一覧 2020 年9月現在

Monthly Book

Ｄｅrma.
デルマ

2021 年度　年間購読料　42,130 円
通常号 2,750 円（本体価格 2,500 円＋税）×11 冊
増大号 5,500 円（本体価格 5,000 円＋税）×1 冊
増刊号 6,380 円（本体価格 5,800 円＋税）×1 冊

※各号定価：本体 2,500 円＋税（増刊・増大号は除く）
※ 2015 年以前のバックナンバーにつきましては，弊社ホームページ（https://www.zenniti.com）をご覧ください.

次号予告（11 月号）　掲載広告一覧

詳しく知りたい！
新しい皮膚科の薬の使い方

編集企画／京都大学特定准教授　　　神戸　直智

編集主幹：照井　正　日本大学教授
　　　　　大山　学　杏林大学教授

No. 301　編集企画：
片岡葉子　大阪はびきの医療センター
　　　　　アトピー・アレルギーセンター長

Monthly Book Derma．　No. 301

2020 年 10 月 15 日発行(毎月 15 日発行)
定価は表紙に表示してあります．
Printed in Japan

発行者　　末　定　広　光
発行所　　株式会社　全日本病院出版会
〒 113-0033 東京都文京区本郷 3 丁目 16 番 4 号 7 階
　　　　　電話 (03)5689-5989　Fax (03)5689-8030
　　　　　郵便振替口座 00160-9-58753
印刷・製本　三報社印刷株式会社　　　電話 (03)3637-0005
広告取扱店　㈱メディカルブレーン　　電話 (03)3814-5980